Bilder als Vertrauensbrücken

Studies in Spiritual Care

Edited by
Simon Peng-Keller, Eckhard Frick,
Christina Puchalski, John Swinton

Volume 2

Bilder als Vertrauensbrücken

Die Symbolsprache Sterbender verstehen

Herausgegeben von
Simon Peng-Keller

DE GRUYTER

ISBN 978-3-11-052520-5
e-ISBN (PDF) 978-3-11-053252-4
e-ISBN (EPUB) 978-3-11-053175-6
ISSN 2511-8838

Library of Congress Cataloging-in-Publication Data
A CIP catalog record for this book has been applied for at the Library of Congress.

Bibliografische Information der Deutschen Nationalbibliothek
Die Deutsche Nationalbibliothek verzeichnet diese Publikation in der Deutschen National-bibliografie; detaillierte bibliografische Daten sind im Internet über http://dnb.dnb.de abrufbar.

Druck und Bindung: CPI books GmbH, Leck
♾ Gedruckt auf säurefreiem Papier
Printed in Germany

www.degruyter.com

Inhalt

Vorwort

Während ich an dieser Studie arbeitete, starb mein Vater in hohem Alter. In den letzten Monaten seines Lebens sprach er nur noch sehr wenig. Seine Kommunikationsfähigkeit hatte stark abgenommen. Umso überraschender war es, dass er zehn Tage vor seinem Tod plötzlich wieder sehr wach wirkte. Einer Schwägerin teilte er mit, er werde in zehn Tagen sterben, und es sei „da oben alles geregelt". Da er zeitlebens um (finanzielle) Regelungen „hier unten" besorgt war, passte diese Aussage gut zu ihm, obwohl es nicht seine Art war, sich über Dinge „da oben" zu äußern. Es wäre ein Leichtes gewesen, diese Aussage als ein Ausdruck von Verwirrung abzutun. Doch mochte mein Vater in den Monaten zuvor auch gelegentlich verwirrt gewesen sein: in diesem Moment hatte er offenkundig eine klare zeitliche und räumliche Orientierung. Wie auch immer er zu seiner Überzeugung gelangt war: sie gab ihm Ruhe und Sicherheit. Er wusste, wie es um ihn und um die Dinge „da oben" bestellt war.

In Situationen von Todesnähe können Bilder den Abgrund zwischen dem Vertrauten und dem Fremden überbrücken. Schon das letzte Buch der Bibel antwortet auf das erwartete Ende mit einer Flut von Bildern, die das Erhoffte vergegenwärtigen und das Befürchtete konturieren und auf diese Weise bannen. Und am Anfang der modernen Hospizbewegung steht nicht allein eine weitsichtige Ärztin namens Ciceley Saunders, sondern auch der visionäre Patient David Tasma. Kurz vor seinem Tod schenkte er ihr ein Wunschbild, das für sie und das St. Christopher Hospice zum Leitbild wurde: „I'll be a window in your home." In Situationen von Todesnähe können Bilder Brücken des Vertrauens bilden und zu spirituellen Erbschaften werden. Gleichzeitig bereitet die symbolische Kommunikation von Menschen am Lebensende den Angehörigen und professionellen Begleitenden oft Mühe. Nicht selten wird sie als Ausdruck von Verwirrung missverstanden und abgetan. Dadurch bleiben kommunikative Brücken in die Welt der Betroffenen ungenutzt und bildhaft sich äußernde Wünsche ungehört. Pointiert ausgedrückt: „Wer die symbolische Sprache Sterbender als unverständlich, bizarr oder verrückt abtut, stößt sie in die Einsamkeit zurück."[1]

Das vorliegende Buch geht dem Sinn symbolischer Kommunikation im Horizont einer sich interprofessionell formierenden Spiritual Care nach. Die Beiträge erkunden die verschiedenen Formen dieses Phänomens und die Möglichkeiten professioneller Begleitung. In der Herausforderung, die Symbolsprache

---

1 Michael Klessmann, Sterbebegleitung, in: Thomas Klie/Martina Kumlehn/Ralph Kunz (Hrsg.), Praktische Theologie des Alterns, Berlin: de Gruyter, 2009, 385–407, hier: 399.

Sterbender zu verstehen und auf sie angemessen zu antworten, begegnen und bereichern sich ganz unterschiedliche Professionen: Seelsorge, Medizin, Krankenpflege, Kunsttherapie und Psychologie.

Der inspirative und institutionelle Kontext, dem sich der vorliegende Band verdankt, ist das vom Schweizerischen Nationalfonds geförderte interdisziplinäre Forschungsprojekt „Hermeneutik des Vertrauens am Lebensende". Ich danke dem SNF und insbesondere auch dem Leitungsteam des Nationalen Forschungsschwerpunkts „Lebensende" (NFP 67) für die grosszügige Unterstützung. Herzlich gedankt sei auch dem interdisziplinären Forschungsteam, das die Entstehung des vorliegenden Bandes in vielfältiger Weise unterstützte und ermöglichte: Prof. Dr. Pierre Bühler, Prof. Dr. Brigitte Boothe, Prof. Dr. Ralph Kunz, Prof. Dr. Ingolf U. Dalferth und PD Dr. Andreas Hunziker. Das Institut für Hermeneutik und Religionsphilosophie der Universität Zürich bot ideale Rahmenvoraussetzungen für die Durchführung des Projektes, wofür Prof. Dr. Christiane Tietz, Dr. Andreas Mauz und Frau Gaby Staub ein besonderer Dank gebührt.

Simon Peng-Keller

Einleitung: Symbolsprachen Sterbender

Formen und Sinn bildhafter Kommunikation am Lebensende

Der Anspruch, Sterbende in ihrem Erleben und ihrer Symbolsprache verstehen zu können, begleitet die moderne Hospizbewegung. Entspringt diese doch symbolischen Erbschaften, die für die zurückbleibenden Begleiter und Begleiterinnen zum Auftrag werden: Das symbolische Fenster, das David Tasma seiner ihm freundschaftlich zugewandten Ärztin vermacht, ist nur eines von vielen Beispielen. Auch der Weg von Elisabeth Kübler-Ross wurde durch ein solches Ereignis von hoher Symbolkraft initiiert, das in die Zeit kurz nach Ende des Zweiten Weltkriegs datiert und auf das sie später immer wieder zurückgekommen ist. Im Rahmen eines Einsatzes des Internationalen Friedensdienstes besuchte sie als Zwanzigjährige 1946 das Gelände des ehemaligen Konzentrationslagers von Majdanek. Was sich ihr dabei unauslöschlich einprägte, waren nicht allein die sich auftürmenden Überbleibsel der Ermordeten, sondern ebenso die auf Barackenwänden eingeritzten Kinderzeichnungen: „Als ich genauer hinschaute, entdeckte ich ein Motiv, das immer wieder auftauchte. Schmetterlinge. Überall sah ich diese Zeichnungen von Schmetterlingen. [...] ‚Warum?' frage ich mich. ‚Warum Schmetterlinge?' Sicher hatten sie eine besondere Bedeutung. Aber welche? Während der nächsten fünfundzwanzig Jahre habe ich mir diese Fragen gestellt".[1] Die Antwort, die Kübler-Ross später auf diese frühen Fragen finden wird, ist so eigenwillig wie all ihre Beiträge zu Sterben und Tod. Ich werde weiter unten darauf zurückkommen. Als letzte Lebenszeichen ermordeter jüdischer Kinder machen die eingeritzten Schmetterlinge von Majdanek darauf aufmerksam, dass die Symbolsprache, die Menschen in Todesnähe entwickeln, unterschiedliche Gestalt annehmen kann und zu ihrem Verständnis auch die jeweiligen Kontexte ins Auge zu fassen sind. Deshalb soll in einem ersten Schritt versucht werden, eine Phänomenologie zu entwerfen, die die Vielgestaltigkeit symbolischer Kommunikation in Todesnähe in übersichtlicher Weise vergegenwärtigt. Der zweite Abschnitt beschäftigt sich mit dem Verhältnis von symbolischer Kommunikation und den von uns ebenfalls untersuchten Formen bildhaften Erlebens in Todesnähe. Der Frage nach dem Sinn symbolischer Kommunikation wende ich mich dann in ei-

1 Elisabeth Kübler-Ross, Das Rad des Lebens. Autobiographie, München: Delphi, 1997, 89. Eine eindrückliche Sammlung solcher Zeichnungen findet sich in: Hana Volavková (Ed.), I Never Saw Another Butterfly: Children's Drawings and Poems from Terezin Concentration Camp 1942–1944, New York: Schocken Books, [2]1994.

DOI 10.1515/9783110532524-001

nem dritten Schritt zu, indem ich die Deutungszugänge diskutiere, die in den letzten Jahrzehnten entwickelt wurden.

1 Phänomenologische Annäherung

Die Sterbeforschung der letzten Jahrzehnte hat sich dem Phänomen, mit dem sich der vorliegende Band beschäftigt, oft in sehr selektiver Weise beschäftigt. Kübler-Ross ist dafür ein gutes Beispiel: Ihr Blick auf die Kinderzeichnungen von Majdanek – oder ihre spätere Erinnerung daran – ist fokussiert: sie sieht überall Schmetterlinge. Dass es daneben noch andere Motive gab, wird zwar erwähnt, jedoch nicht näher ausgeführt. Und gab es auch Zeichnungen von Jugendlichen oder Erwachsenen? Wenig reflektiert wurde bisher auch die Frage, welche Bedeutung in diesem Zusammenhang der Sterbeart zukommt. Die Kinder, die in Majdanek ihre Zeichnungen hinterlassen haben, waren anders als jene, die Kübler-Ross später behandelte, nicht krank. Sie befanden sich nicht in einem langsam fortschreitenden Sterbeprozess, sondern spürten die Nähe eines gewaltsamen Todes. Auch dass diese Todesnähe nicht nur sie allein, sondern meist auch ihre Eltern und Geschwister betraf, ist ein besonderes Merkmal der Erfahrung, die in den Zeichnungen Ausdruck fand. Die zu beachtenden Unterschiede vervielfachen sich, wenn man den Blick auf andere Kommunikationsmedien ausdehnt: auf verbale Sprachlichkeit, Gesten, Handlungen, Musik, Kunsthandwerk usw.

Grundformen

Bevor ich mich exemplarisch spezifischen Ausdrucksformen zuwende, muss zunächst darüber nachgedacht werden, was sie miteinander verbindet: ihre Symbolizität. Die Sprachformen Sterbender, von denen manche auf den ersten Blick schwer verständlich erscheinen mögen, erweisen sich bei näherer Betrachtung als in engster Weise mit alltäglichen Formen menschlichen Selbstausdrucks verflochten. Sie zehren davon, dass unser Weltzugang zeichenhaft vermittelt ist. Sprache und menschliches Sich-Verhalten zeichnen sich insgesamt durch Symbolizität aus. Die Rede von „symbolischer Kommunikation" unterstreicht die sinnlich-bildhafte Prägnanz, die allem kommunikativen Handeln einwohnt und es bedeutungsträchtig – und interpretationsbedürftig – macht. Der von Ernst Cassirer geprägte Begriff der *Prägnanz* unterstreicht, dass sich Sinnhaftes immer sinnlich, in bedeutungsträchtigen Zeichen artikuliert. ‚Prägnant' ist in diesem Sinne etwas, das mit Sinn ‚schwanger geht'. Prägnante Zeichen und Bilder bedürfen, um diesen vieldeutigen Sinn zu entbergen, einer kreativ ausdeutenden Wahrnehmung und Artikulation.[2]

Die die vorliegende Untersuchung leitende Rede von ‚symbolischer Kommunikation' scheint insofern redundant. Gilt sie doch für jede Form menschlicher Kommunikation. Was ist ihr pragmatischer Sinn im Zusammenhang des Sterbens und seiner Begleitung? Es ist für das Verständnis des hier beleuchteten Phänomens bedeutsam, dass sich diese Frage zweifach beantworten lässt:

(1.) „Symbolische Kommunikation" lässt sich zum einen als übergreifender Terminus für das breit belegte Phänomen verstehen, dass Menschen in Todesnähe oft Mitteilungsformen wählen, die von alltagssprachlichen Üblichkeiten abweichen und aus der Begleiter(innen)perspektive als *fremd* bzw. *befremdend* empfunden werden können. Geht man davon aus, dass diese Sprachformen nicht schon im Voraus existieren, sondern im Rückgriff auf kulturell vermittelte und lebensgeschichtlich geprägte Repertoires je neu in situativ bestimmter Weise entwickelt werden, ereignen sich am Lebensende höchst kreative Prozesse. Auf Seiten der Begleitpersonen erfordert das die Fähigkeit, sich in ebenso kreativer Weise auf Bild- und Sprachfindungen einzulassen.

(2.) Was aus Sicht der Begleitenden als „symbolische Kommunikation" erscheint, entspricht in der *Perspektive der Betroffenen* der Erfahrung, dass das Widerfahrnis der Todesnähe die Wahrnehmung und das Sprachempfinden verändert und Bedeutsamkeiten verschiebt. Das lässt sich als Transfiguration des Alltags beschreiben, als ein Prozess, durch den der sonst unbemerkte Bedeutungsgehalt von Wahrnehmungsgegenständen hervortritt. So kann ein verwelkender Blumenstrauss[3] oder ein sich entblätternder Baum zu einem Spiegel des zu Ende gehenden Lebens werden. Auch alltägliche Handlungen und Ereignisse können sich symbolisch aufladen. Das zeigt sich in besonderer Weise im Zeiterleben.[4] Das Sprachempfinden von Sterbenden scheint jenem zu ähneln, das Menschen beschreiben, die von epileptischen Auren berichten. Während dieses Erlebens, so wird berichtet, sei die Sprache „mehrdimensional" – im Gegensatz zum Alltag, wo sie eindimensional sei.[5]

---

2 Insofern Cassirers Prägnanzbegriff sich sowohl auf die Wahrnehmung als auch auf Artikulationsformen bezieht, vermag er eine Brücke zu schlagen zwischen symbolischem Erleben einerseits und symbolischer Kommunikation andererseits.

3 Vgl. Rachel Stanworth, Recognizing spiritual needs in people who are dying, Oxford/New York: Oxford University Press, 2004, 2.

4 Auf diesen Aspekt weist auch Joachim Küchenhoff in seinem Beitrag hin.

5 Elisabeth Gülich, Unbeschreibbarkeit. Rhetorischer Topos – Gattungsmerkmal – Formulierungsressource, in: Gesprächsforschung. Online-Zeitschrift zur verbalen Interaktion 6 (2005), 222–244.

Die Transfiguration des Wahrnehmens kann die Selbstmitteilung von Sterbenden auch in einer weniger auffälligen Weise prägen, als das bei der erstgenannten Weise symbolischer Kommunikation der Fall ist, die von Begleitpersonen als befremdlich wahrgenommen wird. Wenn menschliche Kommunikation immer mehrschichtig und mehrdeutig ist und jede noch so alltägliche Aussage auf einen tieferen, symbolischen Sinn abgetastet werden kann, dann gilt das, wie Erhard Weiher in seinem Beitrag zeigt, in Lebensendgesprächen in besonderer Weise. Im Horizont des nahenden Todes bekommen Worte ein größeres Gewicht und eine andere Färbung. So kann in der Frage „Wie spät ist es?" in Todesnähe Tiefsinn mitklingen, der vom Fragenden selbst nicht wahrgenommen wird. Diesseits aller bewussten und unbewussten Intentionen von Sterbenden und ihren Begleitpersonen ist es die besondere Situation, die solcher Kommunikation eine eigene Prägung gibt. Wenn ein definitiver Abschied in der Luft liegt, wächst Worten und Gesten ein weiterer Sinn zu. Letzte Worte, mögen sie noch so alltäglich sein, haben das Gewicht eines Vermächtnisses, einer letzten Selbstaussage.

Leitmedien

Die Übergänge zwischen den beiden eben beschriebenen Grundformen symbolischer Kommunikation sind fließend. Das erlaubt es, sie gemeinsam in den Blick zu nehmen, wenn ich mich drei Leitmedien symbolischer Kommunikation am Lebensende zuwende: Metaphern, Bilder und Gesten. Es wird zu zeigen sein, dass diese Leitmedien nicht unverbunden nebeneinander stehen, sondern eng miteinander verbunden sind.

(a) Metaphern: Angesichts der zentralen Bedeutung metaphorischer Sprachformen in den unterschiedlichsten kommunikativen Zusammenhängen erstaunt es nicht, dass sie auch in der Kommunikation am Lebensende eine Schlüsselrolle spielen, und das nicht allein in den Äußerungen von Sterbenden, sondern ebenso bei professionellen Helferinnen und Angehörigen.[6] Die sich einer intensiv geführten Diskussion verdankende Einsicht, dass metaphorische Rede sehr unterschiedliche Funktionen erfüllen kann, ist auch im vorliegenden Zusammenhang zu beachten.[7] Im Vergleich zur begrifflichen Sprache, die auf semantische Eindeutigkeit abzielt, zeichnet sich metaphorische Rede in je unterschiedlicher Ausprägung durch ihre

6 Vgl. Veronika Koller, Metaphern in der Palliativversorgung und Sterbebegleitung, Leidfaden 2:3 (2013), 13–15.

7 Zur Diskussion vgl. Philipp Stoellger, Metapher und Lebenswelt. Hans Blumenbergs Metaphorologie als Lebenswelthermeneutik und ihr religionsphänomenologischer Horizont, Tübingen: Mohr Siebeck, 2000.

innovative, stabilisierende, integrierende und vergegenwärtigende Kraft aus. In seiner richtungsweisenden Studie *Die lebendige Metapher* betonte Paul Ricœur besonders den ersten Aspekt,[8] der auch in der Symbolsprache Sterbender am stärksten ins Auge springt. ‚Lebendig' sind nach Ricœur jene Metaphern, die in kreativen Wortfindungen entstehen und in ihrem Gebrauch einen überraschend-neuen Sinn erzeugen. Er blitzt, wie Ricœur selbst in metaphorischer Sprache sagt, „wie ein Funke [...] beim Zusammenstoss zweier bisher voneinander entfernter semantischer Felder" auf.[9] Erhard Weiher betont stärker die integrative, stabilisierende und vergegenwärtigende Kraft metaphorischer Rede. Sie dient als „Schaukel", die widersprüchliche Gefühle miteinander verbindet und sich so stabilisierend auswirkt. Ebenso kann sie Vergangenes und Erhofftes vergegenwärtigen.[10]

(b) Bilder: Was eben als charakteristisch für die metaphorische Rede bezeichnet wurde, gilt ebenso für die in Todesnähe gemalten oder gezeichneten Bilder: in je besonderer Ausprägung sind in ihnen innovative, stabilisierende, integrierende und vergegenwärtigende Kräfte am Werk.[11] Kathrin Hillermann und Dietrich Niethammer betonen in ihrem Beitrag zum vorliegenden Band zunächst den integrativen Aspekt: In ihren Zeichnungen und Bildern setzen sich Kinder und Jugendliche mit der sie bedrängenden Todesnähe auseinander und stellen ihr etwas entgegen: ihre Hoffnung und kreative Kraft ebenso wie das, was ihnen wertvoll ist und sie als solches ins Bild bringen. So gelingt es der 8-jährigen Emilie malend, den Goldschatz ihres Lebens durch das bedrohliche Feuer hinüberzuretten und sich dabei auch mit ihren Freundinnen zu verbinden. Dass Bilder nicht weniger als Worte eine kommunikative Funktion erfüllen können, lässt sich den von Hillermann präsentierten Bildern in doppelter Weise entnehmen: sie können als Medium aktueller Kommunikation und als geistige Hinterlassenschaft dienen. Zum einen sind sie eingebunden in eine therapeutische Interaktion und bringen meist auch die verbale Kommunikation in Gang. Auf diese Weise werden die gezeichneten und gemalten Bilder zu Brücken zwischen den Sterbenden und ihren

8 Paul Ricœur, Die lebendige Metapher. Mit einem Vorwort zur deutschen Ausgabe. München: Fink, ²1991.

9 Ebd. VI.

10 Vgl. Vignette 13 in meinem Schlussbeitrag.

11 Entsprechend vielfältig sind die Bildmotive. Klaus Evertz, Bilder als Lebenszeichen – Kunsttherapie, in: Eberhard Aulbert et al. (Hrsg.), Lehrbuch der Palliativmedizin, Stuttgart: Schattauer, ³2012, 1208 – 1230 unterscheidet u. a. zwischen Bedrohungs-, Trauer-, Trost-, Verdrängungs-, Todes- und Heilungsbildern.

professionellen Begleitern und ihren Angehörigen.[12] Zum andern können Bilder dazu beitragen, dass die Selbstartikulation an der Grenze des Todes nicht abbricht. Die Bilder, die die 20-jährige Büsra für ihre Grossfamilie malt, zeigen, dass nicht nur letzten Worten das Gewicht einer geistigen Hinterlassenschaft zukommen kann, sondern auch letzten Bildern. In ihren Bildern bleibt Büsra innerhalb der zurückbleibenden Familie sichtbar und unsichtbar zugleich präsent. Auch der von Susan Bach herausgearbeitete Aspekt, dass den spontanen Bildern von Sterbenden nicht selten eine prognostische Qualität zukommt,[13] ist in der hier veröffentlichten Bildauswahl vertreten: durch den Weihnachtsbaum, den die 15-jährige Vanessa mitten im Sommer malt und mit dem sie ihren Tod am 27. Dezember desselben Jahres vorwegnimmt.

(c) Gesten: Die sinnliche Präsenz des Sinnhaften wird in Gesten in besonderer Weise ‚greifbar'. In ihnen verdichtet sich auf elementare Weise jenes Zeigen, das sich in Bildern und Worten auf unterschiedliche Weise verwirklicht.[14] Wir benutzen eine Sprache, „die sich zunächst im visuellen Raum und mittels Gebrauch der Hände entwickelt hat."[15] Die Wortsprache hebt sich von der gestischen Artikulation ab und bleibt in der mündlichen Kommunikation mit ihr verschränkt. Dabei behält das Gestische einen Eigensinn. Gottfried Boehm beschreibt ihn mit dem scharfen Auge eines Bildwissenschaftlers. Demnach gehören Gesten zu einem Prozess der „Gebärdung". Dieser lebt nach Boehm von der dynamischen Differenz zwischen bestimmtem Vordergrund, der Geste selbst, und unbestimmtem leiblichem Hintergrund. Die Gebärdung, die präsentiert, pointiert und emotionalisiert, folgt einem Rhythmus von Entfernung und Näherung, in dem in je besonderen kommunikativen Situationen Sinnhaftes angezeigt wird. Die Flüchtigkeit dieses aufscheinenden Sinns ist das besondere Merkmal dieses Mediums: „Diese Instabilität der stets schwindenden Gebärde erweist sich gleichwohl als kraftvoll, weil sie die Aufmerksamkeit auf die *Totalität des Prozesses*, den Raum des Zwischen lenkt".[16] Die damit einhergehende Oszillation zwischen sinn-

12 Susan Bach, Das Leben malt seine eigene Wahrheit. Über die Bedeutung spontaner Malereien schwerkranker Kinder, Einsiedeln: Daimon, 1995, 167 ff.

13 Ebd. 193 ff.

14 Sybille Krämer, Sagen und Zeigen. Sechs Perspektiven, in denen das Diskursive und das Ikonische in der Sprache konvergieren, in: Zeitschrift für Germanistik 3 (2003), 509–519; Shaun Gallagher, How the Body Shapes the Mind, New York/Oxford: Clarendon Press, 2005.

15 Gottfried Boehm, Das Zeigen der Bilder, in: ders./Sebastian Egenhofer/Christian Spies (Hrsg.), Zeigen. Die Rhetorik des Sichtbaren, München: Fink, 2010, 19–52, hier: 39.

16 Boehm, Das Zeigen der Bilder, 37.

trächtiger Geste und unbestimmter Körperbewegung eröffnet einen weiten Raum des Verstehens und des Missverstehens.[17]

Das gilt für die Kommunikation am Lebensende in besonderer Weise. Unter den Vignetten, die uns klinische Seelsorger im Rahmen der von uns durchgeführten Fragebogenuntersuchung[18] mitgeteilt haben, finden sich viele Beispiele einer solch flackernden Sinndichte. Die folgende Vignette einer Seelsorgerin steht für viele ähnliche Erfahrungen:

Vignette I

> Ein Mann schien sehr deutliche Visionen zu haben. Er bewegte Arme und Hände, lag da mit offenen Augen, schien zu Leuten zu sprechen, die er im Raum sah. Leider konnte er sich nicht mehr mit Worten äußern, es war nur ein Stammeln. Er schien aber emotional sehr bewegt zu sein. So deutete ich jedenfalls sein Verhalten. Die Angehörigen meinten, er mache etwas an einem Elektrokasten, da er auch die Finger bewegte. Zu Hause habe er oft die elektrischen Rollladen etc. ferngesteuert. Für mich schien das aber nicht so plausibel.

Die Gesten, mit denen sich Sterbende artikulieren, treten in den Vordergrund, wenn ihnen die Möglichkeit der verbalen Selbstmitteilung genommen wird. Die Sprache der Gesten stellt Angehörige und professionelle Begleitpersonen nicht selten vor Rätsel. Im vorliegenden Beispiel tauschen sich die Begleitenden über den Sinn der Gesten aus. Doch gehen ihre Deutungen auseinander. Zu größerer Eindeutigkeit finden Gesten, wo sie im Kontext von symbolischen Handlungen wie Abschieds- und Aufbruchsritualen auftreten, zu denen auch spontane Handlungen und die Übergabe von Geschenken zu zählen sind. Damit sind wir bei der inhaltlichen Seite angelangt.

Inhalte

Die Fachliteratur, die die inhaltliche Vielfalt auf gemeinsame Merkmale hin absucht, kennt unterschiedliche Modelle, das von Sterbenden Mitgeteilte zu typisieren. Eine Möglichkeit ist es, die Inhalte nach ihrer emotionalen Qualität zu ordnen und zwischen Bildern der Hoffnung, des Vertrauens, der Angst oder der

---

17 Vgl. Petra Christian-Widmaier, Nonverbale Kommunikationsweisen in der seelsorgerlichen Interaktion mit todkranken Patienten, Frankfurt/M. u. a.: Lang, 1995.

18 Nähere Angaben zu dieser Umfrage finden sich in meinem Schlussbeitrag.

Trauer zu unterscheiden.[19] Auf der anderen Seite kann man die Mitteilungen auch auf ihre Funktion befragen und eine Einteilung nach zentralen ‚Aufgaben' vornehmen. In ihrer Untersuchung des visionären Erlebens von Hospizpatienten wählen Cheryl L. Nosek und Kollegen diesen zweiten Weg. Sie unterscheiden zwischen vier Hauptthemen:[20]

1. Vorbereitung für den Aufbruch
2. Verbindung mit Verstorbenen
3. Wiedererleben von Schlüsselereignissen
4. Unabgeschlossene Aufgaben

Die symbolische Kommunikation von Sterbenden folgt ähnlichen Mustern. Zu den „Vorbereitungen für den Aufbruch" lassen sich zum einen indirekt mitgeteilte Vorahnungen des Todeszeitpunkts zählen, zum anderen geistige Vermächtnisse wie jenes von David Tasma: „I'll be a window in your home." Eine „Verbindungen mit Verstorbenen" findet sich, wie Vignette I zeigt, gelegentlich in der gestischen Kommunikation von Sterbenden. Dass sie nach den Berichten von Angehörigen und professionellen Helferinnen häufig ihre Arme nach oben ausstrecken, kann ebenfalls in diese Richtung interpretiert werden. Ein Beispiel eines „Wiedererlebens von Schlüsselereignissen" zeigt sich z. B. in der von mir weiter unten zitierten Vignette 15. Im Anschauen des sich entblätternden Buchenbaums vor ihrem Fenster erinnert sich Frau O. an jene Linde, unter der sie sich in ihrer Jugend mit ihrem zukünftigen Ehemann traf. Der letzten Kategorie schließlich kann man die folgende kurze Vignette zuordnen, die uns von einem Seelsorger übermittelt wurde:

19 Karin Kiworr, Bilder der Hoffnung im Angesicht des Todes. Ein Weg christlicher Sterbebegleitung, Mainz: Matthias-Grünewald-Verlag, 2005; Johannes Fischer, Zum Fürchten oder zum Hoffen? Die Wahrnehmung der Zukunft als Problem theologischer Ethik, in: ders./Ulrich Gäbler (Hrsg.), Angst und Hoffnung. Grunderfahrungen des Menschen im Horizont von Religion und Theologie, Stuttgart: Kohlhammer, 1997, 123–147.

20 Cheryl L. Nosek et al., End-of-Life Dreams and Visions. A Qualitative Perspective from Hospice Patients, in: American Journal of Hospice and Palliative Medicine 32/3 (2015), 269–274. Ich übernehme Noseks Typologie in einer vereinfachten Variante und fasse in die Kategorie „Verbindung mit Verstorbenen" drei von Nosek et al. unterschiedene Motivkomplexe zusammen: das Wahrnehmen tröstlicher Präsenz von Verstorbenen; die Kommunikation mit ihnen; das Erwartet-Werden von ihnen.

Vignette II

Herr H. war ein kontaktfreudiger Mensch und arbeitete sein Leben lang als Elektromonteur. Zusammen mit einem Partner baute er ein Elektrogeschäft auf, welches für ihn und seine Familie sehr wichtig war. Herr H. war in einem traditionell katholischen Milieu aufgewachsen und nahm über viele Jahrzehnte intensiv am Leben seiner Pfarrgemeinde teil, bis er sich nach einer enttäuschenden Erfahrung daraus zurückzog. Als er 78-jährig an einem Gehirntumor erkrankte, traten bald Anzeichen von Verwirrung auf. Als sich sein Zustand verschlechterte, wurde er ins Spital eingewiesen. Seine Familie bat mich schließlich, ihm die Krankensalbung zu spenden. Als Herr H. zwei Monate vor seinem Tod die Krankensalbung im Kreise seiner Familie empfing, begann er plötzlich von einer grossen Baustelle zu sprechen. Sie gehe quer durch die Stadt, in der er lebte, und es müssten noch viele Leitungsrohre und Kabel verlegt werden. Das sei ein grosses Unterfangen und erfordere nicht nur viel Baumaterial, sondern auch die ganze Energie der daran beteiligten Firmen, wiederholte er mehrmals. Die Familie betrachtete diese Aussagen als Ausdruck einer krankheitsbedingten Verwirrung. Selbst hatte ich hingegen den Eindruck, dass Herr H. damit etwas Wichtiges mitteilen wollte.

Von Noseks vier Hauptthemen lassen sich in dieser Vignette nicht weniger als drei finden: Dass Herr H. noch auf seinem Sterbebett Leitungen verlegen wollte, kann man als in symbolischer Sprache geäußerter Wunsch verstehen, liegen gebliebene Aufgaben vor seinem Tod zu beenden. Die Vignette gibt selbst einen Hinweis auf eine möglicherweise offen gebliebene Baustelle: die Entfremdung von seiner Ortspfarrei. Dass die Leitung quer durch die ganze Stadt gelegt werden muss, könnte jedoch auch als Verbindung zu einem Schlüsselereignis seines Lebens bzw. als symbolische Rekapitulation seines Lebenswerks verstanden werden. Tatsächlich hatte er während seiner langen Berufstätigkeit Kabel in der ganzen Stadt verlegt. Nun war er daran, seine Lebensaufgabe abzuschließen. Mit Blick auf seinen religiösen Hintergrund ist es schließlich auch nicht abwegig, aus Herrn H.s Aussage einen spirituellen Sinn herauszuhören und sie als Mitteilung zu verstehen, dass er mit „ganzer Energie" daran war, sich auf seine letzte Lebensaufgabe vorzubereiten und ‚neue Kontakte' aufzubauen.

Das Beispiel ist eine Warnung davor, die symbolischen Äußerungen von Sterbenden auf eine einzige Sinnebene engzuführen. Es lässt sich als Hinweis dafür lesen, dass es dabei häufig um verdichtete und überdeterminierte Mitteilungen geht. Wie Erhard Weiher zu bedenken gibt, könnte es sein, dass gerade Bedeutungsschwankungen für den Sinn solcher Aussagen konstitutiv sind. Doch führt uns das bereits zu der allgemeineren Frage, weshalb Sterbende oft in auffälliger oder unauffälliger Weise die Wege symbolischer Kommunikation wählen. Zuvor soll jedoch nach dem Verhältnis zwischen solcher Kommunikation und den imaginativen Erlebnisformen gefragt werden, die den Sterbeprozess häufig begleiten.

2 Symbolische Kommunikation und visionäres Erleben

Das Forschungsprojekt, zu dem der vorliegende Band beiträgt, widmet sich der symbolischen Kommunikation im Horizont *visionären Erlebens in Todesnähe*. Dabei lassen sich, bei vielen Übergängen und Überlappungen, vier typische Formen solchen Erlebens voneinander unterscheiden, wobei die ersten beiden in episodischer Todesnähe auftreten, während die letzteren im Sterbeprozess angesiedelt sind:[21]

1. Nahtoderfahrungen
2. Oneiroides Erleben
3. Traumvisionen
4. Wachvisionen

Bei allen Besonderheiten ist diesen vier Formen visionären Erlebens gemeinsam, dass das Erlebte als hyperreal wahrgenommen und von den Betroffenen sowohl vom Traumerleben als auch von alltäglichen Erlebnisinhalten unterschieden wird. Wie sich diese vielfach beobachtete Steigerung bildhaften Erlebens in Todesnähe zu der symbolischen Kommunikation von Sterbenden verhält, wurde bisher kaum untersucht.[22] Eine Verbindung ergibt sich schon allein dadurch, dass die Hinweise Sterbender auf ihr Erleben nicht selten symbolisch verknappt sind. So berichtete eine von uns befragte Seelsorgerin von einer Patientin, die ihr sagte: „Ich habe bereits die Englein singen gehört." Das könnte eine Anspielung auf ein visionäres Erlebnis sein. Dass es einen Zusammenhang zwischen symbolischer Kommunikation und visionärem Erleben in Todesnähe gibt, legt sich auch durch viele gemeinsame Themenfelder nahe. Die vier oben zitierten Hauptthemen, die Nosek in ihrer inhaltlichen Analyse des visionären Erlebens am Lebensende herausarbeitete, bilden auch die Hauptthemen der symbolischen Kommunikation Sterbender. Erlebte Todesnähe bedeutet oft, auf intensive Weise in Bilderwelten einzutauchen und in Bildern zu kommunizieren. Das entspricht den in der jüngeren Traumforschung vielfach bemerkten Übergängen zwischen Nacht- und

21 Für eine genauere Beschreibung dieser vier Erfahrungsformen vgl. Simon Peng-Keller, Sinnereignisse in Todesnähe. Traum- und Wachvisionen Sterbender und Nahtoderfahrungen im Horizont von Spiritual Care, Berlin: de Gruyter, 2017.

22 Eine der wenigen Ausnahmen ist: Bruce L. Arnold/Linda S. Lloyd, Harnessing Complex Emergent Metaphors for Effective Communication in Palliative Care. A Multimodal Perceptual Analysis of Hospice Patients' Reports of Transcendence Experiences, in: American Journal of Hospice & Palliative Medicine 31/3 (2013) (DOI: 10.1177/1049909113490821).

Tagträumen und deren Nähe zu poetischen Sprachformen. Walter Lesch beschreibt diesen Zusammenhang, indem er ein Spektrum verschiedener Bewusstseinszustände zeichnet und diese bestimmten Sprachformen zuordnet:

> „Unser Wachzustand zeichnet sich durch einen hohen Grad an Selbstreflexivität aus, die es erlaubt, Bilder in logischen Sequenzen der einzelnen Elemente aufzubauen und eindeutige Zuordnungen vorzunehmen. Mit einem Nachlassen dieser fokussierenden Tätigkeit wird die Verwendung konventioneller Kategorien weniger rigide. Wir lassen unsere Gedanken schweifen, haben Tagträume, experimentieren zwanglos mit freien Assoziationen und entdecken unvermutete Zusammenhänge. Unsere Sprache wird metaphorischer. Genau dieser Prozess wird im Traumzustand noch gesteigert. An die Stelle der linearen Abläufe von nüchternen Beschreibungen oder strukturierten Argumenten treten anspielungsreiche Bilder und komplexe Verknüpfungen von Gedanken, die auf eine hohe neuronale Aktivität hindeuten."[23]

In Todesnähe tritt hervor, was zu den Kennzeichen menschlichen Lebens überhaupt gehört: dass unser Sprechen, Denken und Erleben imaginativ durchformt ist.[24] Nach Christa Wolfs Kassandra zeigt sich am Lebensende, dass das Bildhafte das Worthafte überlebt: „Das letzte wird ein Bild sein, kein Wort. Vor den Bildern sterben die Wörter."[25]

Dass das visionär Erlebte *metaphorisch* zu verstehen sei und insofern mit den in derselben Weise zu verstehenden symbolischen Äußerungen konvergiere, ist ein Deutungsvorschlag, der näher erläutert werden muss. Ich greife dazu auf Überlegungen zurück, die Hubert Knoblauch vor einigen Jahren unter dem Titel *Transzendenzerfahrung und symbolische Kommunikation* entwickelte.[26] Knoblauch vertritt darin die These, Nahtoderfahrungen seien als „gelebte Allegorien" zu betrachten. In ihnen symbolisiere sich das Widerfahrnis der Todesnähe. Als allegorisch sei solches Erleben insofern zu bezeichnen, als das Ereignis sich dem Bewusstsein der (scheinbar) Bewusstlosen auf bildhaft- und narrativ-verschlüs-

---

23 Walter Lesch, Ich träume, also bin ich. Philosophische und theologische Annäherungen an Träume und Wünsche, in: ders., Übersetzungen. Grenzgänge zwischen philosophischer und theologischer Ethik, Freiburg i.Ü./Freiburg i.Br./Wien: Academic Press Fribourg/Herder, 2013, 257–272, hier: 266.

24 Aus philosophischer Sicht besonders aufschlussreich sind in dieser Hinsicht die Studien von Maurice Merleau-Ponty. Vgl. dazu umfassend: Annabelle Dufourcq, Merleau-Ponty: une ontologie de l'imaginaire, Dordrecht: Springer, 2012.

25 Christa Wolf, Kassandra, Darmstadt: Luchterhand, 1983, 26. Vgl. auch ebd. 51: „Rasend schnell die Abfolge der Bilder in meinem müden Kopf, die Worte können sie nicht einholen."

26 Hubert Knoblauch, Gelebte Allegorien. Symbol und Erfahrung in der Nähe des Todes, in: Gerhart von Graevenitz u. a. (Hrsg.), Die Unvermeidlichkeit der Bilder, Tübingen: Gunter Narr Verlag, 2001, 255–270.

selte Weise vergegenwärtigt: „Das Bildliche [...] ist die Erfahrung selbst, die den körperlichen Zustand gewissermaßen übersetzt."[27] Um „Transzendenzerfahrungen" handelt es sich dabei insofern, als in solchem Erleben die Sinnprovinz des Alltags für kurze Zeit verlassen wird.

Welche der beiden Sinnprovinzen dabei als die primäre wahrgenommen wird, hängt von der Perspektive ab. Für die Betroffenen ist, zumindest während des Erlebens selbst, das in hyperrealer Weise Erlebte die eigentliche Wirklichkeit.[28] Knoblauch hingegen deutet die visionäre Erlebniswirklichkeit als symbolische Vergegenwärtigung: als „gelebte Allegorie". Im visionär Erlebten spiegelt sich demnach eine andere, dies- oder jenseitige Wirklichkeit: sei es das Geschehen am Krankenbett, das vorbewusste Selbsterleben der Betroffenen oder, wenn man den – von Knoblauch selbst nicht vollzogenen – Schritt zu einer religiösen Deutung wagt, möglicherweise auch eine transzendente Dimension, die sich den Betroffenen bildhaft mitteilt. Das „allegorisch Erlebte" bedarf einer der religiösen Sprache verwandten „symbolischen Kommunikation", die im Rückgriff auf ein dem Alltag entnommenes Bildrepertoire das Nicht-Alltägliche zu vergegenwärtigen sucht.

Will man sich Knoblauchs Deutungsvorschlag zu eigen machen, hat man sich mit dem Begriff des ‚allegorischen Erlebens' auseinanderzusetzen. Für manche der von Knoblauch empirisch untersuchten Nahtoderfahrungen erscheint es durchaus passend, sie als ‚allegorisch' zu charakterisieren. Für eine allgemeine Charakterisierung der heterogenen Erlebnisinhalte dürfte der Begriff jedoch ungeeignet sein (weshalb er auch bei Knoblauch selbst episodisch bleibt). Nicht alles, was in Todesnähe visionär erlebt wird, fügt sich in diese Kategorie. Ohnehin wirkt der Begriff der Allegorese allzu artifiziell für das Phänomen, das er bezeichnen soll – außer man versteht Knoblauchs Begriffsgebrauch nicht seinerseits als metaphorisch.

Der Vorschlag, dem visionär Erlebten eine *metaphorische Qualität* zuzuschreiben, erscheint demgegenüber insofern weniger artifiziell, als nicht allein unsere Alltagssprache metaphorisch durchtränkt ist, sondern dies in gewisser Weise auch für unser Erleben und Wahrnehmen zutrifft. ‚Brütende Hitze', ‚klirrende Kälte' und ‚goldene Jahre' sind nicht allein Metaphern, die eine vorgängige Erlebniswirklichkeit zur Sprache bringen, sondern sie formen auch das Erlebte und Erinnerte. Versucht man, angesichts der Omnipräsenz des Metaphorischen die besondere Qualität der hier untersuchten Erlebnis- und Sprachformen her-

---

27 Ebd., 264.

28 Ebd., 264 f.: „Lebensweltliche, am Leib erfahrene Realität ist für die Betroffenen das, was die Vision zeigt."

auszustellen, so kann man dazu auf Ricœurs Konzept der ‚lebendigen Metapher' zurückgreifen.[29] Im Unterschied zum verblassten Bildgehalt alltagssprachlicher Ausdrücke wie ‚Glühbirne' und ‚Baumkrone' zeichnen sich ‚lebendige Metaphern' dadurch aus, dass sie neu und überraschend wirken. Sie entspringen einer schöpferischen Imagination und sind nicht nur semantisch innovativ, sondern erfüllen auch eine heuristisch-kognitive Funktion: Sie schärfen den Blick für bisher Unbeachtetes.

Während Ricœur literarische Texte vor Augen stehen, handelt es sich im vorliegenden Fall um die Poesie außeralltäglicher Erlebnis- und Kommunikationszusammenhänge, die sich mit der Poesie des Alltags berühren und sie freisetzen kann. Die weiter unten von mir zitierte Vignette 15, die um eine wahrgenommene Buche und eine erinnerte und imaginierte Linde kreist, bildet dafür ein eindrückliches Beispiel. Der in ihr beschriebene fließende Übergang von alltäglicher Wahrnehmung zu einer wachtraumartigen Imagination, die in inhaltlicher Hinsicht den Traum- und Wachvisionen von Sterbenden entspricht, weist darauf hin, dass die Sinnprovinz des Alltags und jene der außeralltäglichen Erlebnisse in Todesnähe weniger weit auseinanderliegen, als es zunächst erscheinen mag.

3 Vom Sinn symbolischer Kommunikation

Warum ritzten die jüdischen Kinder, die im Konzentrationslager Majdanek ermordet wurden, Schmetterlinge und andere Motive in die kahlen Barackenwände? War es das Bedürfnis nach kreativem Selbstausdruck, das auch unter schlimmsten Umständen nicht verloren geht? War es ihre Form, ein Hoffnungszeichen zu setzen? War es eine Botschaft an die Zurückbleibenden? War es eine Verbindung von allem? Die von uns selbst erhobenen Vignetten und die Beispiele aus der Lebensend-Literatur lassen letzteres vermuten. Wenn im Folgenden unterschiedliche Sinndimensionen unterschieden werden, darf das nicht so verstanden werden, als würde es sich dabei um sich ausschließende Alternativen handeln. Der Sinn symbolischer Kommunikation ist – wie das Erzählen am Lebensende[30] –

---

29 Paul Ricœur, Die lebendige Metapher. Mit einem Vorwort zur deutschen Ausgabe. München: Fink, ^{2}1991.

30 Nach Brigitte Boothe, Vertrauen und Fragilität. Erzählungen alter Menschen vom guten Leben, in: Ralph Kunz (Hrsg.), Religiöse Begleitung im Alter. Religion als Thema der Gerontologie, Zürich: Theologischer Verlag Zürich, 2007, 99 – 120 kann solches Erzählen vierfach motiviert sein: Sie kann der sozialen Integration, der psychischen Restitution, der psychischen Reorganisation und der Vergegenwärtigung dienen.

mehrschichtig. Er lässt sich nicht auf eine Funktion reduzieren und schon gar nicht auf eine einzige.

Selbstmitteilung

Die Symbolsprache Sterbender kann als eine besondere Form indirekter Selbstmitteilung verstanden werden. Was in alltagssprachlicher Kommunikation unauffällig eingewoben ist, tritt hier in einer Weise hervor, die als irritierend empfunden werden kann. Gleichwohl bieten gerade alltagssprachliche Formen indirekt-bildhafter Mitteilung einen Hinweis auf den Sinn, der solchen Sprachformen in Todesnähe zukommt. Wir wählen sie, um etwas „durch die Blume" mitzuteilen, um unsere Anliegen und Wünsche taktvoll zu äußern oder um schonend Dinge zu formulieren, die uns oder andern nahe gehen. Dass Sterbende durch indirekte Selbstmitteilung Angehörige und sich selbst vor einer direkten Konfrontation mit dem Tod schützen, ist ein bekanntes Phänomen. Die Psychoonkologin Rosanna Abbruzzese beschreibt dies (ähnlich wie Dietrich Niethammer und Katrin Hillermann weiter unten) am Beispiel sterbenskranker Kinder und Jugendlicher: „Beim Kommunizieren über die Symbolebene findet die Distanzregulierung über Bilder und Metaphern statt (Zeichnungen, Figuren aus Filmen wie ‚Bambi', ‚König der Löwen', ‚Spiderman' u. ä.)."[31]

Auf das Phänomen, dass Kinder und Jugendliche die von ihnen wahrgenommene Todesnähe nicht selten durch ‚geborgte Erzählungen'[32] verarbeiten, wird noch zurückzukommen sein. Zuvor verdient ein zweiter Aspekt symbolischer Selbstmitteilung Aufmerksamkeit: ihr Appell- und Wunschcharakter. Maggie Callanan und Patricia Kelley betonen, dass sich in symbolischen Äußerungen von Sterbenden häufig der Wunsch verbirgt, sich vor seinem Tod noch mit jemandem oder einem schwierigen Aspekt des eigenen Lebens zu versöhnen oder von einer geliebten Person Abschied nehmen zu können.[33] Der Appellcharakter symbolischer Kommunikation kann sich mehr oder weniger ausdrücklich und dringlich artikulieren. Am deutlichsten zeigt er sich dort, wo symbolische Äuße-

---

31 Rosanna Abbruzzese, Kommunikation mit Kindern und ihren Familien in Palliativsituationen und in der Trauerbegleitung, in: palliative-ch 4 (2014), 13–16. Ein eindrückliches Beispiel dafür findet sich bei Bettina Weber, Sterbebegleitung für ein Kind (Tagesanzeiger 25.10.2013).

32 Cheryl Mattingly, The Paradox of Hope. Journeys through a Clinical Borderland, Berkeley/Los Angeles/London: University of California Press, 2010.

33 Maggie Callanan/Patricia Kelley, Final Gifts. Understanding the Special Awareness, Needs, and Communications of the Dying, New York u. a.: Bantam Books, 2008; Arthur Frank, Wounded Storyteller, Body, Illness & Ethics, Chicago/London: University of Chicago Press, [2]2013, 200 f.

rungen in Befehlsform daherkommen: „Komm, wir gehen nach Spanien!“, fordert in einer von mir weiter unten zitierten Vignette ein todkranker Patient seine Tochter auf. Nicht immer zeigt sich der Wunschcharakter symbolischer Kommunikation so direkt. Vielmehr dürfte eine zentrale Herausforderung, vor die die Symbolsprache Sterbender ihre Begleitpersonen stellt, genau an diesem Punkt zu finden sein: aus schwerverständlichen Mitteilungen heraushören zu können, was sich in ihnen an letzten Wünschen artikuliert. Wenn Herr D. den Wunsch äußert, noch Leitungen durch die ganze Stadt zu verlegen (Vignette II), könnte das auch ein Appell an die Begleitenden sein, die an diesem Ort zuhause sind. Möchte er Verbindungen schaffen zu ihnen – und für sie?

Selbstintegration

Die Einsicht, dass die symbolische Sprache Sterbender auch als Ausdruck und Medium der Selbstklärung und Selbstintegration dient, ist tiefenpsychologischen Studien zu verdanken.[34] Darin wird hervorgehoben, dass Sterbende solche Kommunikationsformen nicht allein deswegen wählen, um sich und andere vor schwer zu akzeptierenden Wahrheiten zu schützen. Vielmehr dienen sie ihnen auch dazu, die Ambivalenzen des Abschieds zu verarbeiten und sich auf einen letzten Übergang vorzubereiten. Symbolen ist ein integratives Potenzial zu Eigen. Sie halten zusammen, was auseinanderzubrechen droht. Und sie ermöglichen Selbstdistanzierung und die kreative Transformation bisheriger Selbstkonzepte, die in Todesnähe starken desintegrativen Kräften ausgesetzt sind. Die Symbole, auf die Menschen in Todesnähe zurückgreifen, entstammen nicht immer den grossen spirituellen Traditionen, sondern mitunter auch gegenwärtigen Populärkulturen. Dass eigenes Erleben in ‚geborgten Erzählungen‘ bearbeitet und geklärt werden kann, wurde bereits erwähnt. Ein schönes Beispiel dafür ist die Geschichte des 4-jährigen Andreas, die Dietrich Niethammer erzählt. Der an einem bösartigen Tumor erkrankte Junge versetzt seine bereits verstorbenen Freunde auf die Burg Hohenzollern. Er gibt ihnen auf diese Weise einen Ehrenplatz in einer Sphäre, die seinem (Krankenhaus-)Alltag entrückt ist. Und es ist dann auch diese Burg- und Rittergeschichte, auf die Andreas zurückgreift, um seinen Eltern seinen baldigen Tod anzukünden. Auch er werde bald in diese Burg gehen, die vom Wohnort der Familie entrückt und ihm zugleich doch nahe ist. Damit erzählt der

34 Marie-Louise von Franz, Traum und Tod. Was uns die Träume Sterbender sagen, München: Kösel, 1984; Susan Bach, Das Leben malt seine eigene Wahrheit. Über die Bedeutung spontaner Malereien schwerkranker Kinder, Einsiedeln: Daimon, 1995.

kleine Andreas seine eigene Lebensgeschichte auf ein Ende hin, das zugleich eine Öffnung auf einen anderen Ort hin bedeutet. Die Burg Hohenzollern ist für ihn kein totes Museum, sondern ein Ort des Lebens, des Abenteuers und der Freundschaft. In seiner Erzählung verknüpft sich Selbstmitteilung, Selbstintegration und Selbsttranszendenz.

Selbsttranszendenz

Was Sterbende ihren Begleitenden in symbolischer Sprache mitteilen, hat zumindest manchmal den Charakter eines Tagtraums oder einer Utopie im besten Sinne des Wortes. Für den 4-jährigen Andreas steht die Burg Hohenzollern für einen erträumten Ort der Sehnsucht, zu dem es ihn hinzieht und der ihm hilft, sich von seinem bisherigen Zuhause zu lösen. In seinem grossen Werk „Das Prinzip Hoffnung" beschreibt der Philosoph Ernst Bloch das Tagträumen als wirklichkeitsverändernder Prozess des Überschreitens, der Selbsttranszendenz im Medium utopischer Bilder. In ihnen meldet sich ereignishaft an, was noch nicht ist, aber werden möchte. Wie immer man dieses Werdende beschreibt (hier gabeln sich die Überzeugungen), es stellt sich in einer symbolischen Gestalt ein, der oft eine überraschende Qualität zu Eigen ist. Die Burg Hohenzollern und die in diesem Band veröffentlichten Zeichnungen sind Beispiele für eine oft auch sinnlich sich konkretisierende Präsenz jenes Utopischen, das Menschen in Todesnähe dazu bewegt, sich imaginativ auf einen „Ort der Fülle"[35] hin zu überschreiten. Die Schmetterlinge an den Barackenwänden von Majdanek sind in diesem Sinne als Ausdruck dessen zu verstehen, was Cheryl Mattingly in ihrer Studie über schwerkranke Kinder marginalisierter Familien als paradoxe Praxis der Hoffnung beschrieb, die inmitten von Leiden intensives Leben in „borderland communities" ermöglicht.[36] Angesichts des baldigen Todes Schmetterlinge an die Barackenwände von Majdanek zu zeichnen, bedeutet, sich in einem Akt der Hoffnung gegen die Kräfte des Todes zu wenden und sich auf eine Zukunft hin zu überschreiten, die dem Leben gehört.

35 Charles Taylor, Ein säkulares Zeitalter, Frankfurt a. M.: Suhrkamp, 2009, 20 ff.
36 Mattingly, The Paradox of Hope, 7 ff.

Erhard Weiher

Symbolische Kommunikation in Seelsorge und Spiritual Care

Das Thema, zu dem zu äußern ich eingeladen wurde, ist auf der einen Seite fast selbstverständlich – weil Kommunikation sich eigentlich immer in einem gewissen Sinn symbolischer Mittel bedient. Auf der anderen Seite aber ist Kommunikation mit Menschen am Ende des Lebens eine sehr sensible und anspruchsvolle Angelegenheit, die auch eine besondere Aufmerksamkeit braucht. Als Motto für meinen Beitrag kann die Aussage des englischen Medizinethikers David Roy dienen: „Was tun wir denn, wenn wir keine Sprache finden, innerhalb derer wir die Unsicherheiten zusammen erleiden können?" Mit den „Unsicherheiten" meint Roy die Begegnung mit Menschen und ihrem Schicksal – also mit Kranken, Sterbenden, Trauernden. Symbolische Kommunikation ist geprägt von gesellschaftlichen Kontexten und geistesgeschichtlichen Entwicklungen, die ich in den ersten beiden Abschnitten vergegenwärtige. Danach wende ich mich in zwei Schritten der Bedeutung symbolischer Kommunikation in Seelsorge und Spiritual Care zu. Am Ende schlage ich vor, auch Rituale als eine Form symbolischer Kommunikation zu verstehen.

1 Auf der Suche nach Auffangmöglichkeiten für das Schicksal

Wie sind Menschen im Lauf der Zeit dem Schicksal begegnet? Der Medizinsoziologe Tony Walter hat die Wandlungen in der Bewältigungsstrategie bei Krankheit, Sterben, Tod im Lauf der Zeit untersucht und drei Epochen herausgearbeitet: eine traditionelle Zeit, eine Zeit der Moderne und die postmoderne Zeit.[1]

1.1 Die Zeit der Tradition

In der traditionellen Zeit gab es eine Sprache, mit der die Menschen dem Schicksal begegnen konnten. Diese Sprache hat über einige zehntausend Jahre funktioniert.

1 Tony Walter, The revival of death, London/New York: Routledge, 1994.

DOI 10.1515/9783110532524-002

Die Sprache um Leben und Sterben war einigermaßen einheitlich. Es ist und war die Religion und die religiöse Weltdeutung, die für Krankheit und Sterben eine Sinnstruktur angeboten haben – wobei Religion nicht vorrangig abstrakt in Form von Glaubenssätzen auftrat, sondern verbunden mit einer Kultur, einer Kultur von Ritualen, Symbolen, Mythen und Werten. Die psychosoziale Seite des Menschen war aufgehoben und wurde versorgt durch die Nahbeziehungen von Familie und Gemeinschaft. Man konnte gemeinsam die Räume des Sterbens und der Trauer begehen.

1.2 Zeit der Moderne

Im Lauf des 19. Jahrhunderts entwickelte die Medizin ein früher nicht vorstellbares naturwissenschaftlich basiertes Arsenal an Theorien, Techniken und Behandlungsmethoden, mit denen sie auch schweren Krankheiten begegnen konnte. In der ganzen Breite hat sich diese Medizin dann im Lauf des 20. Jahrhunderts entfaltet und zunehmend den gesamten Umgang mit Krankheit, Krisen und Sterben beherrscht. Wie alle naturwissenschaftlich orientierten Disziplinen musste auch die Medizin eine objektivierende Sprache entwickeln. Die Sprache für das Existenzielle, für das Erleben der Patienten ging allmählich verloren. Man glaubte, alle Fragen des Lebens ließen sich naturwissenschaftlich und technisch lösen. Für eine existenzielle Sprache gab es in dieser Logik anscheinend keinen Bedarf und im Gefolge davon auch keine Praxis mehr. Diese „Medizin der Moderne“ (T. Walter) konnte in ihrer Logik mit dem Erleben und den Gefühlen der Patienten nichts mehr anfangen. Das Erleben wurde zur Privatsache der Betroffenen. Das Sterben wurde mit Schweigen umgeben – der Patient und seine Familie mussten selbst sehen, wie sie mit dem Schicksal zurechtkamen.

1.3 Der Weg in die Nachmoderne

Das ging so bis in die 1970er Jahre. Mit der Popularisierung der Psychologie begann eine neue Entwicklung. Als Stichwort dafür soll der Name Elisabeth Kübler-Ross stehen. Mit ihren Arbeiten kam das innere Erleben der Sterbenden in den Blick. Die Subjektivität von Patienten und Sterbenden wurde wieder entdeckt. Es war das Sterbethema, das auf die persönliche Sprache der Menschen aufmerksam machte, mit der sie sich mit Krankheit und Schicksal auseinandersetzten. Die sogenannten Sterbephasen waren allerdings in psychologisch-psychiatrischer Sprache formuliert – aber immerhin: Diese Sichtweise führte zur Forderung nach ganzheitlicher Betreuung von Kranken und Sterbenden. Die Weltgesundheitsorganisation hat die Ganzheitlichkeit zum Konzept der Palliativbetreuung gemacht – also wenigstens für die Betreuung jener Menschen, bei denen die Mittel und Methoden der Medizin gegen die Krankheit ausgeschöpft sind. Jetzt finden also auch die anderen Dimensionen der Patienten und ihrer Angehörigen Beachtung: neben der körperlichen auch die psychische, die soziale und sogar die spirituelle Dimension. Gerade bei der Bedrohung des Lebens spielen heute oft die nichtmedizinischen Aspekte eine größere Rolle. Die körperlichen Probleme sind einigermaßen beherrschbar. Jetzt treten die psychischen, die mentalen und die sozialen Probleme in den Vordergrund; erst recht aber die existenziellen. Die existenzielle Dimension ist sozusagen der innere Sammel- und Verdichtungsort der anderen Aspekte.

2 Entwicklungen im Menschenbild

Was bedeutet das für das Menschenbild der jeweiligen Zeiten?

2.1 Traditionelle Zeit

In der traditionellen Zeit ist das Menschenbild von der Vorstellung von Leib und Seele bestimmt. Dabei war der „Geist“ des Menschen mit eingeschlossen. Er ist einerseits ein Aspekt des Leibes – die Ausstattung für geistige Leistungen – und andererseits ein Aspekt der Seele: die Offenheit für „das Höhere“. Der Mensch ist danach ein Leib-Seele-Wesen.

2.2 Zeit der Moderne

Das Menschenbild, das der Medizin der Moderne zugrunde lag, enthielt nur noch Körper und Geist. „Geist“ im Sinn von Rationalität. Die Seele kam in diesem Bild vom Menschen nicht mehr vor. Damit konnte man weder in der Medizin noch in der ursprünglichen Seelenkunde, der Psychologie und der Psychiatrie, etwas anfangen. Da die Seele kein objektiv darstellbares Phänomen ist, wurde sie aus dem wissenschaftlichen Denken ausgeklammert und der Religion und damit dem Übersinnlichen zugewiesen.

2.3 Übergang zur Postmoderne

Durch die Rückkehr der Psychologie in die Wahrnehmung des Menschen fand ein Stellvertreter für die Seele im Umgang mit Kranken wieder Anschluss an die therapeutischen Berufe: die Psyche. Die Psyche als der objektiv untersuchbare und behandelbare Teil, der ja auch störungsanfällig ist und durch die Todesdrohung und das Sterben in Mitleidenschaft gezogen wird. Das psychisch-emotionale Erleben in Krisen gab es natürlich auch in der Vormoderne. In der traditionellen Zeit war es mitversorgt durch die soziale Einbettung, durch die Familie und Nachbarschaft. Von einer „Psyche" zu reden, war solange nicht notwendig, als die sozialen Netze noch nicht so dünn und die von Krankheit Betroffenen psychosozial versorgt waren.

Danach ist der Mensch also ein Körper-Psyche-Geist-Wesen. Wenn man noch die soziale Dimension hinzunimmt, heißt das für das Menschenbild: Der Mensch ist Körper, Psyche, Geist in seiner sozialen Verfasstheit. „Geist" wird heute nicht nur als Rationalität gesehen, sondern mehr als „Organ" für die Bewusstheit des Menschen, als Ausstattung für kognitive und mentale Prozesse und Gedankengebäude sowie dafür, sich seiner selbst und seiner Autonomie bewusst zu sein.

2.4 Ein „Organ" für Existenzerfahrung und Spiritualität

Was in diesem Menschenbild der Postmoderne zunächst nicht vorkommt, ist die existenzielle Dimension. Die ist ja bei Widerfahrnissen des Lebens, erst recht bei schwerer Krankheit, bei Sterben und Trauer besonders virulent. Mit „existenziell" ist gemeint: es geht um die Existenz, um das eigene Dasein als Ganzes. Zu dieser existenziellen Dimension – also dem Betroffen-sein bis in das ganze Dasein hinein – kann man folgende *Prämisse* machen: Das existenzielle Empfinden ist nicht neutral. Es ist immer mit der Beziehung verbunden, die ein Mensch zu seinem Dasein empfindet; die er zu seiner Existenz aufnimmt und die er pflegt; wodurch er (seine) Existenz deutet. Ein Wort von Paul Watzlawick mag das unterstreichen: „Ein Leben ohne eine Annahme über die Wirklichkeit, ohne einen Sinn, ist unerträglich."[2] Krankheit, Sterben und drohender Tod verlangen nach Sinngebung. In der Moderne, erst recht aber in der Postmoderne gibt es keine Sinn- und Sprachräume mehr, die von allen Menschen geteilt werden und die allen gemeinsam sind. Die Deutung seines Schicksals muss vielmehr jeder Mensch ganz

---

2 Paul Watzlawick, Vom Unsinn des Sinns und vom Sinn des Unsinns, München: Piper, 1995, 63.

persönlich finden. Es gilt also, Betroffene in ihrer je eigenen Sinnsuche und Sinngebung wahrzunehmen und zu begleiten.

Was nun die Beziehung zur je eigenen Existenz an Deutung und Wertigkeit enthält, die Art, wie ein Mensch zu seiner Existenz Beziehung pflegt, ist letztlich seine „Spiritualität“. Spiritualität ist eine Antwort, eine Reaktion auf Existenzerfahrung. Daraus folgt eine *zweite Prämisse* für das Thema „symbolische Kommunikation“: Ich glaube jedem Menschen, dass er aus einem inneren „Geist“, (s)einem inneren Potenzial heraus seinem Dasein begegnet und sein Leben gestaltet. Dieses innere, sehr persönliche Potenzial, dieser innere „Geist“ (nicht „Intellekt“) ist seine *Spiritualität.*

Hier schließt sich die *dritte Prämisse* an, von der ich in den Begegnungen mit Menschen in Lebenskrisen und Krankheit ausgehe: Ich „glaube“ jedem Menschen (s)eine Seele. Das komplettiert mein im Folgenden zugrunde gelegtes Menschenbild. Es ist *mein* Bild, denn ein allgemein gültiges gibt es nicht. Eine Seele „glauben“ bedeutet hier: aus der überlieferten Seelenvorstellung, die ja auch zu „glauben“ ist, schöpfen und in der Begegnung mit Patienten – z. B. Patienten im Koma, Demenzkranken, kommunikationseingeschränkten oder psychiatrisch gestörten Patienten – der jeweiligen Person unterstellen. Der Begriff „Seele“ ist ein Symbolwort für das Ganzheitsempfinden des Menschen. Bildlich gesprochen: ein „Organ“ für sein existenzielles Empfinden und für die Deutung seines Daseins – also seine Spiritualität.

„Seele“ ist also eine Metapher für die innerste Integrationsfähigkeit der Person, die die anderen Dimensionen, die körperliche, psychische, mentale und soziale integriert. Es ist eine Metapher, ein unverzichtbares Urwort, kein experimentell darstellbarer, geschweige denn lokalisierbarer Mechanismus im Gehirn oder in Herznähe. Es ist ja nicht das Gehirn, das sich durch Krankheit existenziell bedroht sieht. Es ist vielmehr die Person, die ihr Dasein empfindet, deutet und entwirft. Und die Personmitte nenne ich Seele. Die Seele ist danach nicht auf eine rein religiöse Vorstellung zu reduzieren. Wenn sie ein rein religiöser Begriff wäre, bräuchte man sie im säkularen und damit auch im alltäglichem Umgang mit Patienten und Klienten nicht.

2.5 Wie ist Spiritualität heute zu verstehen?

Die existenzielle und damit auch die spirituelle Dimension ist jedem Menschen zuzuschreiben. Der Begriff „Spiritualität“ ist nicht identisch mit „Religion“. Religion ist ein bestimmtes Deutungssystem, ein System von Bildern, Erzählungen, Ritualen und Werten, das von einer Gemeinschaft getragen und gepflegt wird. Das heißt aber nicht, dass – wie oft behauptet wird – Religion nichts mit Spiritualität zu tun hätte. Es ist gerade das tiefste Anliegen jeder Religion, Menschen spirituell zu ernähren. Aber spirituelle Erfahrung und Anregung gibt es natürlich auch außerhalb religiöser Systeme.

Spiritualität soll hier noch etwas praxistauglicher definiert werden, weil es ja in diesem Beitrag um Spiritual Care geht. Spiritual Care ist nicht nur Aufgabe der Fachseelsorge. Auch die anderen Berufe begegnen der Spiritualität von Patienten und Angehörigen. Spiritualität wartet nämlich nicht, bis der Religionsvertreter vorbeikommt. Spiritualität ist natürlich der spezifische Focus der Seelsorge, wie die körperliche und die physiologische Verfasstheit des Menschen der spezifische Focus der medizinischen Berufe ist. Aber in jeder Begegnungs- und Behandlungssituation kann sich das Spirituelle melden und darf aus Gründen der Ganzheitlichkeit nicht übergangen werden. Daher ist eine konkretere Umschreibung von Spiritualität hilfreich: Spiritualität ist das (bewusste und nicht bewusste) Potenzial eines Menschen an Selbst- und Weltempfinden, an Sinnerfahrungen und Sinngestaltungen sowie an Lebenseinstellungen und -haltungen. Aus diesem Potenzial heraus erhalten Leben, Person, Welt Bedeutung und geben Menschen sich und dem Leben Bedeutung. – Dies alles gehört zu meinem anthropologischen Koordinatensystem für das Thema: Kommunikation mit Sterbenden in Seelsorge und Spiritual Care.

3 Symbolische Kommunikation konkret

Ein vorzügliches Medium für Spiritual Care und Seelsorge (d. h. überhaupt für die Kommunikation in existenziell aufgeladenen Situationen) ist die symbolische Kommunikation. Wie aber kann das im Berufsalltag – oft in der Kurzzeit-Begegnung – im beruflichen Setting gehen, in dem für die therapeutischen Berufe der Fokus nicht das Existenzielle ist und auch gar nicht sein kann? Patient und Klient kommen ja wegen körperlicher oder psychischer Probleme zum Fachmann und zur Fachfrau, in die Facheinrichtung. Aber seine existenzielle Betroffenheit bringt der Patient natürlich mit in die Praxis, in die Behandlungssituation. Genauso wie er seine Gefühle und sozialen Sorgen in sich trägt. Das Anliegen von Spiritual Care ist ja, den Kranken nicht nur körperlich, sondern auch existenziell wahrzunehmen und ihn auch dort zu be-sorgen: „Care". Es geht darum, Patienten in ihrem innersten Kern, also auch in ihrer Seele so zu unterstützen, dass sie ihre Krisen-, Krankheits- und Sterbezeit besser bewältigen können.

Die Perspektive der symbolischen Kommunikation ist also die Suche auch nach spirituellen Ressourcen als Antwort auf die existenziellen Herausforderungen. Was also ist die Sprache der Seele, der wir in all unseren Patientenbeziehungen begegnen? Wie kommt der „innere Geist", also die existenzielle und spirituelle Erfahrung zum Vorschein, so dass wir Patienten in dieser Dimension unterstützen können?

3.1 Wie die Seele eine Sprache findet

Eine wichtige Erfahrung der Seelsorge ist: Menschen drücken in der Auseinandersetzung mit ihrem Schicksal etwas Tieferes von sich aus als nur ihre Gefühle. Sie sprechen aber auch nicht gleich über die höchsten Dinge, nicht über ihre gesamte Weltsicht, nicht über ihre Existenzdeutung im Ganzen. Sie bringen auch nicht gleich Gott ins Spiel – so dramatisch und ernst möge es doch bitte nicht gleich sein! Und doch äußern sie etwas Wesentliches von sich. Ein Beispiel soll das verdeutlichen: Da sagt ein Patient auf der Palliativstation nachdenklich: „Ja, dieses Jahr bin ich zum ersten Mal nicht in meinem Weinberg." Was will er damit sagen? Ist das Flucht aus seiner bedrohlichen Situation und seiner Wirklichkeit? Kann er sich ohne diese Arbeit nicht vorstellen? Will er mit Hilfe der Medizin noch mal diesen Ort aufsuchen?

Mein Plädoyer bei solchen Aussagen: Hier gilt es, sich allzu schneller Deutungen zu enthalten. Diese habe ich als Begleiter vielleicht sofort im Hinterkopf – aber da müssen sie zunächst auch bleiben. Es geht nämlich in erster Linie darum, was der Patient damit andeuten will, was da an Lebensempfinden, Lebenserfahrung und Lebensvorstellung darin steckt. Die Selbstdeutung des Patienten geht vor aller Fremddeutung.

Bei solchen Äußerungen gibt es ganz einfache Zugänge, die den „Raum" für Bedeutungen offenhalten. Als Begleiter kann ich sagen: „Weinberg ..."? Oder: „Zum ersten Mal nicht ...?" Oder ich kann einen Stuhl herbeiziehen und damit einen offenen Raum, eine Zeit zur Verfügung stellen, in denen sich der Patient weiter entwerfen kann: „Weinberg? Erzählen Sie mal ...". Der Begleiter muss zunächst in der Eigensprache des Klienten bleiben. Dort ist die Bedeutung reichhaltiger und persönlicher, als wenn der Begleiter ihm das deutet. Hier ist er auf der Suche nach seinem Selbstwert angesichts des drohenden Todes. Dafür braucht er ein Gegenüber, das den Umfang an Bedeutung wenigstens ansatzweise mitvollziehen kann. Dadurch wird die Bedeutung für den Klienten sogar noch voller und tiefer. Dann kann er sich seiner Bedeutung als Subjekt versichern. In seiner Alltagsaussage steckt Kraft, die will wahrgenommen und gefunden werden.[3] Ein Analyseinstrument für eine solche (und im Grund für jede persönlich gemeinte)

3 Das Wort „Deutung" kommt etymologisch von „Kraft, Stärke", vgl. Friedrich Kluge, Etymologisches Wörterbuch der deutschen Sprache, Berlin/New York: de Gruyter, ^{24}2002.

Äußerung liefert der Pastoralpsychologe und Seelsorge-Lehrer Gert Hartmann.[4] Danach kann man – anders als in der klassischen Kommunikationstheorie – vier Ebenen analysieren: eine Sachebene, eine Gefühlsebene, eine Identitäts- und eine Spiritualitätsebene. Hier geht es außer um Emotionen um Identität: „So jemand bin ich!" Es geht um Selbstvergewisserung und Darstellung des Selbst vor dem Begleiter. Es geht um einen Gehalt, der über die rein sachliche, aber auch über die psychologische Dimension hinausgeht und der in die spirituelle Dimension reicht, in die Lebens- und Sinnvorstellung dieses Menschen.

Solche Lebens- und Identitätsäußerungen sind als Sprache der Seele zu verstehen. Erst recht bei Krisenbegleitung und Bedrohung der Existenz gilt es, statt nur auf den klassischen „vier Ohren" zu hören, auch auf die existenzielle Betroffenheit und auf den darin sich zeigenden Schatz zu achten. Dieser Schatz ist darin implizit enthalten – eingewoben oft in Alltagsäußerungen. Es gilt, die spirituelle Dimension zunächst wahrzunehmen und mitzuhören. Eine andere Frage ist, ob diese Spur weiterverfolgt und vertieft werden soll, und in der Felddynamik welcher Berufsrolle dies geschehen soll oder seine Grenze hat.

3.2 Die Aufgabe des Begleiters

Hier brauchen die Klienten den Begleiter, den Arzt, die Pflegeperson, die Seelsorge in erster Linie als Resonanzinstrument für ihre Selbstdeutung. Hier geht es um das einem Menschen „Heilige" – was ihm in seinem Leben zutiefst wertvoll und kostbar ist. Hier wird „das Heilige" in Alltagsform vorgezeigt. Dafür ist der Begleiter zunächst nur Resonanzpartner – damit sich in seinem Beisein die Kraft dieses Symbols entfalten kann. Der Begleiter hilft dem Patienten bei seiner Selbsterkundung – das ist der erste Schritt. Der zweite Schritt heißt: Wertschätzung und Würdigung.

- Die Deutung: der Patient will mit Hilfe der Medizin nochmal in seinen Weinberg, greift als spontaner Lösungsversuch des Helfers zu kurz.
- Die Deutung: „Flucht und Verdrängung" ist eine psychologische Kategorie, die die Aussage als defizitär erklärt.
- „Der kann wohl ohne Arbeit nicht leben" – das ist Küchenpsychologie.

Diese Art der Symbolisierung braucht zunächst neutrale Reaktionen durch den Begleiter. Er sollte weder gleich den Weg über die Gefühle („und da sind Sie

4 Gert Hartmann, Lebensdeutung. Theologie für die Seelsorge, Göttingen: Vandenhoeck & Ruprecht, 1993.

traurig, dass das in diesem Jahr ...") noch über das Kognitive („Was bedeutet der Weinberg für Sie?" „Warum ist Ihnen das so wichtig?") noch über das Tun und den Realisierungsmodus („Warum geht das nicht mehr?" „Die Ärzte können Ihnen sicher helfen, dass ...") wählen. Vielmehr ist eine anfängliche Neutralität wichtig, damit der Klient mit seinem persönlich Bedeutungsvollen in Beziehung bleiben kann und er nicht durch die Gefühls-, Denk- oder Tu-Reaktionen davon weg- und auf andere (des Begleiters) Spuren gelenkt wird.

Die Symbolisierung des Patienten ist als Suche nach Ressourcen angesichts des bedrohten Lebens und des bedrohten Selbstwertes zu sehen. Der Klient nimmt ein Medium – eine Geste, einen Gegenstand, eine Geschichte –, um mit etwas Vorzeigbarem auf etwas ihm Bedeutungsvolles aus seinem Inneren hinzuweisen. Viele Menschen präsentieren dieses Bedeutungsvolle nicht in begrifflicher Sprache. Sie lassen den Begleiter an ihrem Innersten teilhaben, ohne das ausdrücklich zu beabsichtigen. Vielmehr „symbolisieren" sie wie ein Kind, das spielt, das aber nicht darüber nachdenkt, dass es spielt, und sich dennoch inszeniert.

3.3 Zu Sinn und Gebrauch von Symbolen

Im Folgenden seien einige wichtige Charakteristika vorgestellt, die zu diesem Symbolverständnis gehören und die auch für den Umgang mit Symbolen entscheidend sind:

1. Gerade in existenziell bestimmten Situationen ist davon auszugehen, dass der Gesprächspartner über die rein sachliche Seite hinaus verstanden werden will. Seine Äußerungen können als *Ausdruck seiner Identität und Spiritualität* gelesen werden, ohne dass dem Klienten damit Gewalt angetan wird, solange der Begleiter die Identitäts- und Spiritualitätsdimension nicht von sich aus und vorschnell inhaltlich deutet.
2. Symbole dieser Art *enthalten Gefühle, gehen aber nicht darin auf.* Es ist „unangemessen Gefühle zu verbalisieren, nachdem symbolisch von Existenz, Identität und Spiritualität"[5] – und sogar vom Heiligen dieses Menschen die Rede ist.
3. Das Geäußerte erschöpft sich nicht in der Vergangenheit, in der Erinnerung. Für den Patienten ist *das Nichtanwesende im Symbol anwesend.* Er „ist" jetzt in seinem Weinberg.
4. Im Symbol sind *Verlust und Ressource* eingeschlossen. Jedes Defizit, jede Trauer hat eine Rückseite: das ist die Liebe, die Verbundenheit, die Lebens-

---

5 Hartmann, Lebensdeutung, 66.

leistung. Auch was nicht mehr geht, gehört im Symbol doch zu mir. Die Begleiter dürfen nicht auf der Defizit-Seite bleiben, das führt nicht weiter.

5. Das führt zu einem weiteren Charakteristikum. Solche Symbole haben einen viel größeren Umfang als das, was davon eingelöst werden kann. Im Beispiel vom Weinberg: Wenn wir daran denken, die beste Lösung für die Defiziterfahrung sei, ihn nochmal dorthin zu bringen – dann kann das Eingelöste enttäuschender sein, als wenn er diesen Ort nicht nochmal aufsucht (z. B. haben die Erntehelfer die Reben vielleicht falsch angebunden). Symbole sind eine Landschaft von Bedeutung. Sie enthalten die *Essenz von vielen Erfahrungen* im Weinberg, von Gelingen und Misslingen, von Sommer und Winter. In Symbolen wird das Ganze aufgerufen. Sie präsentieren kondensierte Lebenserfahrung, Lebensleistung, die mit dem Guten und dem Schwierigen zusammen erbracht und errungen wurde. Gerade angesichts des Nichteinlösbaren und Verlorenen verdichtet sich der Inhalt eher, wird kostbarer und kraftvoller als das Einlösbare. Das gehört zur eigentümlichen Logik der symbolischen Kommunikation: Das Verlorene wird – obwohl verloren – zum unverlierbaren Schatz, der immer wieder aufgerufen werden kann.
6. Patienten machen also *eine Art Biografiearbeit*. Sie tun dies aber nicht in systematisch begleiteter oder geführter Form. In ihren Symbolen schläft sozusagen ihre ganze innere Welt. Sie eignen sich – erst recht als Sterbende – „ihre Lebensspanne“ an.[6] Dann entstehen *Vertrauensbrücken aus der angeeigneten Lebensgeschichte*. Das belebt die Welt, in der man und mit der zusammen man stirbt. Es sind also nicht erst die großen Vertrauensbrücken der Religion und geprägter Spiritualitäten, die hinüberführen. Sehr wohl aber können beide – das Alltagsymbol und das religiöse – aneinander Anschluss finden. Dann kann das biographische Symbol in Beziehung zum großen Symbol der Religion treten und in dessen Horizont an Bedeutungskraft gewinnen. Berührt wird in dieser Art nicht strukturierter Biografiearbeit *etwas* vom Leben. Gemeint aber ist das Ganze des gelebten Lebens – und dazu gehört auch das nicht Realisierbare und nur Ersehnte. Es reichen z. B. bei Trauer kleine Schlüsselreize, um eine ganze (vergangene, aber auf diese Weise anwesende) Welt zu aktivieren. So klein die Sache als Symbolträger oft ist, so groß ist oft die Bedeutung für die Betroffenen. Bei Trauernden kann z. B. der Rest der Seife, die man mit dem verstorbenen Partner geteilt hat, eine ganze Beziehung, den ganzen Verlust und als Rückseite die ganze Liebe wachrufen.

---

6 Hilarion Petzold, Integrative Therapie – der Gestaltansatz in der Begleitung und psychotherapeutischen Betreuung sterbender Menschen, in: ders./Ina Spiegel-Rösing (Hrsg.), Die Begleitung Sterbender, Paderborn: Junfermann, 1984, 431–497.

7. Gerade Schwer- und Sterbenskranke symbolisieren oft auch ihre *Ambivalenz im Umgang mit dem drohenden Tod.* Ihre Symbole enthalten neben dem Ersehnten auch das Schwierige, Angstbesetzte, das, wo ein Mensch in der Krise noch nicht ist. Symbole werden dann zu einer Art Schaukel: Die Schwerkranken gehen mal auf die Hoffnungsseite – und wenn sie sich dort genügend Kraft geholt haben, sind sie fähig, auch auf die Trauerseite zu gehen. Das Symbol gibt Schutz und Spielraum, um sich dem Schwierigen anzunähern. Oder umgekehrt: der Schwerkranke geht im Raum der Möglichkeiten auf die Seite der Hoffnungslosigkeit und Klage. Und erst, wenn er die bei sich zugelassen und ausgeklagt hat (und der Begleiter sie zulässt), kann er sich auf die Selbstwert-Seite einlassen. Als Begleiter habe ich nicht das Recht, die Ambivalenz von mir aus vorzeitig aufzulösen. Es geht nicht um mein Wissen als Behandler. Wenn z. B. der Patient bei der Vorstellung des Pfarrers sofort an das Lebensende erinnert wird und entsetzt fragt: „Ist es schon so weit?", dann habe ich mit ihm *seine* Symbolisierung, also das Dritte (sein Drittes) zu erschließen. Sonst wird die *symbolische Differenz* aufgehoben. In der Zweipoligkeit („Ja – es ist bald soweit", oder: „Nein – Sie brauchen keine Angst zu haben") wird das Symbol platt, die Triangel wird in Linearität aufgelöst. Oft sagen Schwerkranke selbst am Ende ihres „Schaukelprozesses": „Aber ich weiß nicht, ob ich das nochmal kann. Vielleicht muss ich einen anderen Weg gehen." Dazu sind sie möglicherweise erst fähig, wenn sie vorher aus ihrer Lebens- und Sinngeschichte ein „Nest" gebaut haben, in dem sie ihre Trauer bergen können.
8. Auch angesichts des Unwiederbringlichen und Unausweichlichen gilt es, die Symbolisierung des Patienten aufzugreifen. Wenn ein Patient sagt: „Schauen Sie mal: meine Beine sind ja nur noch Schaschlik-Stäbchen" oder „Ich bin doch nur noch eine Ruine", dann gilt es, *ein „Nest" aus der Lebensgeschichte* zu bauen, in dem er sich mit seiner Trauer aufgehoben fühlt.
9. Last but not least: Warten wir bei Schwerkranken nicht, bis die vielbeschworenen großen Symbole Sterbender auftauchen: „Die Koffer sind gepackt", oder wenn der Patient vom „Auto" spricht („Aha – er denkt an die große Reise!"). Sondern achten wir schon lange vorher auf die Alltagssymbole und enthalten uns vorschneller Interpretationen.

4 Der Symbolbegriff im Diskurs

Es gibt aber auch auf der Diskursebene zur symbolischen Kommunikation einiges zu bemerken.

4.1 Nur ein Symbol?

Ein Symbol in dem oben entfalteten Sinn ist – anders als oft in der Öffentlichkeit praktiziert – nicht weniger, nicht „nur“ ein Symbol, nur ein Ersatz für Substanz („nur Symbolpolitik“), sondern mehr: *Es verweist auf Substanz.* Es ist zwar „nur“ ein Symbol im Sinn der symbolischen Differenz zwischen dem Bezeichnenden und dem Bedeutungsgehalt. Insofern ist das „nur“ *eine Aufwertung des Gemeinten.* Der Gehalt kann durch das Symbol nämlich „nur“ angedeutet, aber nicht vollumfänglich erfasst und vorgezeigt werden.

4.2 Nicht „deuten“, sondern berühren.

Symbole dieser Art haben es nicht verdient, dass sich die Helfer deutend über sie hermachen, weil man die Bedeutung schon zu kennen meint. Ähnlich wie bei Träumen geht es in erster Linie um die Bedeutung, die der Träumer für sich findet. Er ist der Autor seiner Träume. Was sie bei ihm auslösen und an Ideen hervorrufen, geht jeder zugewiesenen Interpretation voraus. Sie sind auch nicht gleich als Hinweis darauf zu verstehen, was diesen Menschen „eigentlich“ unbewusst an Ambivalenzen und an Konflikten bewegt. Sie sind nicht in erster Linie ein Hinweis auf Verdrängtes und auf nicht anders äußerbare Grundkonflikte. Es muss auch nicht – gerade bei Schwerkranken – alles analysiert und bearbeitet werden. Die Seelsorge der 70er und 80er Jahre hat sich als „Psychotherapie im kirchlichen Kontext“ verstanden und versucht, die durch das Symbol als verborgen geltende Seite aufzudecken und an die inneren Konflikte des Menschen (wohl als Grund für seine Krankheit?) heranzukommen. Der Begleiter darf – vor allem in Querschnittssituationen – *das Geheimnis nur „berühren“.* Er muss etwas auch im Geheimnis lassen können, weil es das ganz Persönliche eines anderen Menschen betrifft. Dieser muss selbst entscheiden können, wie weit er dazu Zugang gewährt. Ein Symbol enthüllt und verhüllt zugleich, es bietet Offenbarung und Schutz. Gerade am Kranken- und Sterbebett geht es nicht darum, das Vorgezeigte zu bearbeiten, sehr wohl aber, dazu in Beziehung zu treten und diese Beziehung den Klienten durch behutsame Resonanz spüren zu lassen. Diese Haltung gehört inzwischen zur Professionalität heutiger Seelsorge.

4.3 Die „kleinen“ und die „großen“ Symbole

Mit dieser Art von Symbolbegriff sind auch *nicht erst die großen Symbole der Menschheit und der Religion* gemeint. Die Symbole der Kunst, der Religion, der

Kultur haben sehr wohl eine unverzichtbare Bedeutung: Sie bieten Identifikationsmöglichkeiten an. Sie öffnen etwas vom Daseinsverständnis vieler vorausgegangener Menschen, mit denen diese gelebt und das sie durchlebt haben, das symbolisch überliefert ist. Sie geben etwas bereits Erfahrenes neu zu denken und reichern damit die eigene Welt an. Sie rufen den einmal erfahrenen Gehalt auf und bringen ihn neu in Beziehung. Sie können das früher erlebte Heilige neu zu spüren geben. Dadurch werden sie zu Hoffnungsbildern, die ihre Kraft nicht erst in ihrer Erfüllung („Gott sei Dank, es ist gut gegangen") haben. Sie enthalten vielmehr eine Sinnverheißung, deren Tiefe und Weite nicht einfach verfügbar ist. Diese „großen Symbole der Menschheit und der Religion" präsentieren eher ein Mehr an Bedeutung, in das hinein und aus dem heraus sich der Mensch entwerfen kann. In der symbolischen Kommunikation am Krankenbett geht es aber nicht gleich um die von außen dem Patienten angebotenen Bilder, sondern um seine Alltagspoesie. Das ist die Sprache seiner Seele. Die Erfahrung der Seelsorge der letzten Jahrzehnte zeigt, dass auch *religiös verwurzelte Patienten* zunächst gerne in ihrer persönlichen Identitäts- und Sinnerfahrung wahrgenommen werden wollen. Dann sind sie offen für und interessiert an „größerer" spiritueller Weisheit und symbolisch vermittelter Sinngebung. Im Übrigen: Auch Religion (und damit auch Seelsorge) kann *das* Heilige und *den* Heiligen (Gott) nur in Bildern, Inszenierungen und Beziehungserfahrungen[7] vermitteln, weil ihr „Gegenstand", das und der ganz Andere, gar nicht unmittelbar sinnenfällig vorzeigbar ist.

In der Sprache überhaupt verwenden wir ja permanent Symbolworte. Wir verwenden[8] Worte, um eine Bedeutung zu vermitteln, die man sinnlich nicht vorzeigen kann. Jede Sprache redet in Bildern, sobald sie etwas aussagen will, was nicht unmittelbar anschaulich ist. Das gilt erst recht für das existenzielle Empfinden und das spirituelle Selbst- und Weltverständnis. Und noch ganz besonders gilt das dafür, was einem Menschen im weiteren und engeren Sinn „heilig" ist. Sprache kann die innere Wirklichkeit eines Menschen nicht per se abbilden. Sie ist nur ein Zeichensystem, das auf ein Mehr an Bedeutung verweist. Zugleich ist Sprache immer auch Interpretation der Wirklichkeit, indem sie auswählt, akzentuiert, Zusammenhänge herstellt und so bewertet.

---

7 Heribert Wahl, Symbolische Erfahrung: umgestaltete Beziehungserfahrung, in: Wege zum Menschen 51 (1999), 447–462.

8 „ver-wenden" = einem Gebrauch zuführen, so „wenden", dass man es noch anders, nämlich für Nichtvorzeigbares gebrauchen kann.

4.4 Spektrum des Symbolbegriffs

Ein Schema soll *den Symbolbegriff erläutern* und dabei den Platz von Seelsorge und Spiritual Care veranschaulichen:

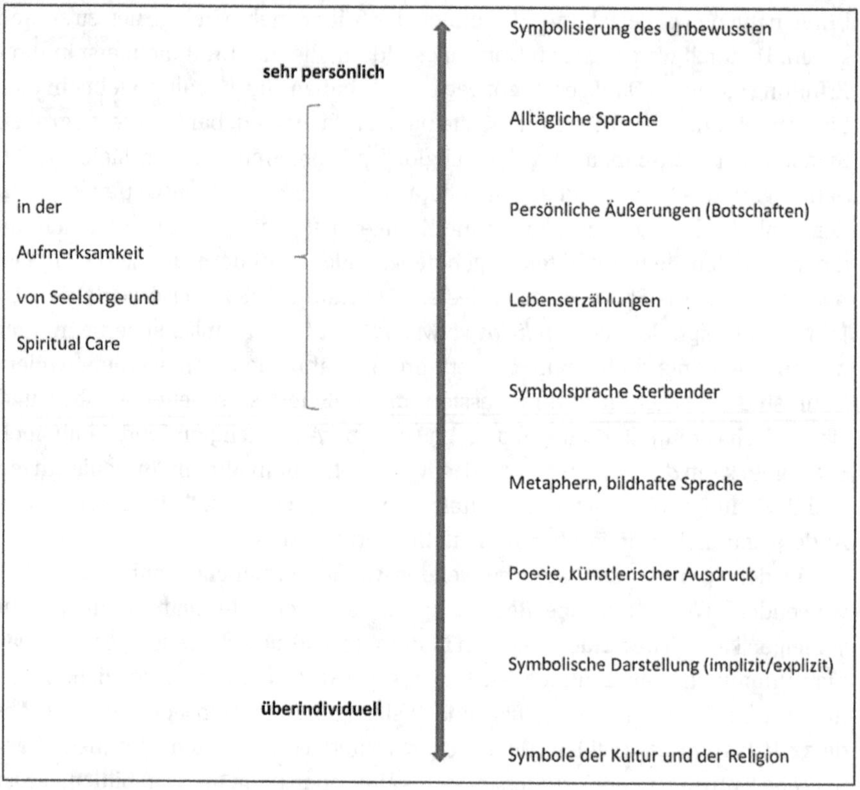

Dem Symbolbegriff wird man am besten gerecht, wenn man ihn als ganzes Spektrum betrachtet, das sich zwischen den beiden Polen ganz *persönliche, subjektive* und *überindividuell-intersubjektive* Bedeutung erstreckt. Es reicht von der Symbolisierung des Unbewussten, das in Psychoanalyse und Psychotherapie bearbeitet wird, bis zu spirituellen und religiösen Sinngebungssystemen von Menschheits- und Glaubensgemeinschaft. Dazwischen liegen:

- die alltägliche Sprache, die die Beziehung zur Außen- und Mitwelt zu kommunizieren erlaubt und die über die reine Sachebene hinaus immer auch persönliche Bedeutungsgebungen enthält
- die persönlichen Befindensäußerungen und sensiblen Botschaften aus der Innenwelt

- die Lebens- und Sinngeschichten der Klienten
- die vielgenannte Symbolsprache Sterbender
- die mehr oder weniger bewusst und erkennbar bildhafte Sprache in Metaphern und Vergleichen
- der künstlerische Ausdruck z. B. in Poesie, Musik und darstellender Kunst, die von vornherein mehr als Alltagssprache sein wollen
- die symbolische Darstellung in sozialen Identifikationen und Rollen (z. B. Arztkittel, Rangfolge, Staatsempfang).

An diesem Spektrum lässt sich deutlich machen, was vorrangig in der Aufmerksamkeit von Spiritual Care und Seelsorge steht: die narrativ vermittelten Identitäts- und Sinnentwürfe und -erfahrungen und die – eher nicht alltägliche – Symbolsprache Sterbender und deren Visionen.

4.5 Es braucht einen Begleitungs-Ansatz

In der Psychotherapie sucht und braucht der Klient die Erschließungs- und Deutungshilfe der Therapeuten, weil er sich selbst und seine Störung nicht versteht und nach neuen Zugängen zu sich selbst sucht. Das impliziert eigene methodische Vorgaben und ein spezifisches Setting. Gerade in der Palliativ-Situation aber haben die Betroffenen oft keine Kraft und keine Zeit (mehr) für eine psychologische Bearbeitung. Im Alltagsfall dagegen wird die Symbolisierung von der Existenzerfahrung ausgelöst. Am Kranken- und Sterbebett und bei Trauer deutet der Patient explizit oder implizit sich selbst und will auch so verstanden werden. Die symbolische Kommunikation ist also in erster Linie ein hermeneutisch-begleitender Ansatz.

4.6 Die Bedeutungskraft vertiefen

Heißt das, dass sich der Begleiter in der Seelsorge gänzlich enthalten muss, um ja nicht in den Bedeutungsreichtum des Patienten einzugreifen und diesen zu stören? Ich denke nicht: In Krankheit und Sterben geht es um existenzielle Herausforderungen. Da reicht die schützende Hülle der Alltagsbilder nicht mehr aus. Es braucht dann potentere Ressourcen, als die Alltagserfahrungen für sich genommen hergeben. Der Patient braucht *den Seelsorger nicht als neutralen Spiegel.* Zur Strategie und Methodik der Seelsorge gehört deshalb, die Symbole des Patienten weiter zu erschließen, also von der Alltagsspiritualität („zum ersten Mal nicht in meinem Weinberg“) zur *Spiritualität höherer Ordnung* zu gelangen. Sie versucht, dem nachzugehen, was das Heilige in dieser Aussage ist. Sie bleibt nicht am vorgezeigten Bild oder Gegenstand hängen. Das Zeichen will ja nicht für sich selbst sprechen. Es geht um das, worauf es verweist: eine ganze innere Welt eines anderen Menschen, die der Begleiter nie ganz erfassen kann. Der Begleiter darf nicht der Versuchung nachgeben, das Bild des Patienten nach seinen eigenen Vorstellungen auszudeuten und z. B. zu „wissen", was man aus einem „Weinberg" alles herauslesen kann. Zudem ist ja nicht der Weinberg selbst heilig, sondern die darin gemachte Erfahrung, in der dem Patienten etwas vom Heiligen des Daseins begegnete. Die konkrete Lebenserzählung tritt dabei oft zurück. Hilfreich für den Patienten sind dann erschließende Fragen wie: „Was für ein Mensch wird man da?" Oder: „Was für eine Überschrift oder Unterschrift könnten Sie jetzt über oder unter Ihr Leben setzen?" Vielleicht kann aus dem Erzählten ein Vermächtnis an die Familie folgen oder ein Ansatz, um das Leben abzurunden. Letztlich vermag erst eine „Spiritualität höherer Ordnung" ausreichende Tragekräfte zu bieten, mit denen Patienten den existenziellen Erfahrungen am Ende des Lebens begegnen können. Die gleiche Methodik gilt für die Frage des „Warum", für die nach Schuld, nach Sinn, für Angst- und Trauererfahrung. Dann kann das Symbol zum Nest werden für die Trauer, damit sie nicht zur Verzweiflung führt.

Seelsorge bringt natürlich auch *die großen Symbole der Religion und der Menschheit* ins Spiel, die schon vielen Menschen als Vertrauensbrücken gedient haben. Aber nicht erst und nicht nur die großen Symbole, sondern auch die in Symbolform gefassten Sinnerfahrungen und Sinngebungen der Menschen können zur Ressource werden, zum „Seil", an dem ein Kranker oder Sterbender mit dem Unlösbaren umgeht und auf das Unausweichliche zugeht. Die großen Symbole der Religion sind eine Möglichkeit, mit dem Klienten zu Bedeutungen seines Lebens in einem anderen, dem transzendenten Horizont zu gelangen. Seelsorge bringt die großen Symbole nicht nur als Landkarten zur Orientierung ins Spiel. Vielmehr kann ein transzendenter, überweltlicher Horizont die persönliche Bedeutungskraft potenzieren, so dass das eigene Leben und Schicksal vom Höchsten her Bedeutung und Qualität bekommt. Auch wenn Menschen sagen, dass sie keiner Religion angehören, so heißt das nicht, dass sie nicht auch mit Bildern aus dem Fundus der Religion begleitet werden könnten. Seelsorge macht daher auch Symbolangebote aus dem Schatz der Religion oder – bei dezidiert nichtreligiösen Menschen – aus dem Schatz menschheitlicher Spiritualität. Seelsorge muss fähig sein, mit den Bildern der eigenen Religion und mit solchen aus anderen Traditionen Menschen jenseits religiöser Grenzen zu begleiten und mit deren religionsgebundener wie -ungebundener Spiritualität hilfreich umzugehen.

4.7 Die Symbolwirkung der Rolle

Die symbolische Kommunikation ist auch für die anderen, die nichtseelsorglichen Berufe ein Zugang zur Spiritualität des Patienten. Für Spiritual Care ist nicht entscheidend, ob der Patient oder der Behandler selbst religiös sind. Der Königsweg zur spirituellen Begleitung ist auch hier die symbolische Kommunikation.[9] Das kann hier nicht weiter vertieft werden. Aber eins ist hervorzuheben: Auch die nichtseelsorglichen Berufe machen dem Patienten Symbolangebote – und zwar weniger, indem sie die Alltagssymbole weiter vertiefen oder gar bearbeiten, sondern einfach durch ihre Rolle. Die medizinischen Berufe und andere Patientenbegleiter haben ja außer ihrer funktionell-fachlichen Aufgabe noch einen symbolischen Rollenanteil. Sie begegnen Kranken und Sterbenden nicht als Privatpersonen. Vielmehr sind sie Vertreter der Gesellschaft, die ihnen Menschen in Krankheit und am Ende des Lebens über die reine Fachlichkeit hinaus anvertraut. Sie kommen zwar in erster Linie mit der physischen Existenz in Beziehung, aber die steht tatsächlich und symbolisch für die ganze Existenz eines Menschen. Die therapeutischen Berufe werden zunächst Zeugen dafür, wie es medizinisch um den Menschen steht. Dadurch werden sie zugleich auch Zeugen für das existenzielle Schicksal dieses Menschen. Sie bringen also mit ihrer Facharbeit auch die existenzielle Dimension mit ans Krankenbett. Insofern haben sie eine überpersönliche, eine menschheitliche Symbolrolle, von der sich die Betroffenen in besonderem Maß Aufgefangen-werden und vor allem Wertschätzung erhoffen. Dieser symbolische Anteil der Berufsrolle hat daher eine oft unterschätzte potenzierende Wirkung auf das Selbstwertempfinden des Patienten. Das stärkt die Vertrauensbrücke des Schwerkranken.

Die expliziten wie impliziten Symbolangebote der Begleiter können Vertrauen und Hoffnung nicht machen; sie können Trost nicht „geben“. Auch Religion und Spiritualität geben Vertrauen und Trost nicht wie ein Medikament oder eine Infusion. Wohl eröffnen sie Symbolräume, aus denen Menschen Vertrauen schöpfen können. Was aus dem Symbolangebot an Trost und Kraft folgt, darüber verfügt allein der Patient. Was er sich daraus „holt“, ist für ihn Trost.

Der Arzt als Mediziner, der Psychologe als Therapeut machen Hoffnung in dem Sinn, dass sie wirkungsvolle Mittel oder Methoden anbieten und so direkte Hilfe geben können. Hoffnung und Trost werden aber im eigentlichen Sinn erst gebraucht, wenn das Machbare ausgeschöpft ist, wenn das Nichtmachbare und Unlösbare aufgefangen und bewältigt werden müssen.

9 Erhard Weiher, Das Geheimnis des Lebens berühren. Spiritualität bei Krankheit, Sterben, Tod. Eine Grammatik für Helfende, Stuttgart: Kohlhammer, [4]2014.

5 Rituale als Form der symbolischen Kommunikation

Noch eine weitere Form der symbolischen Kommunikation ist hier zu nennen: die Rituale und symbolischen Handlungen. Rituale geben Bedeutung und Sinn weniger durch Erklärungen und nicht nur durch treffende Worte, sondern vielmehr durch „Tun", durch Inszenierung. Alle Berufe können das Medium der Rituale nutzen.[10] Es gibt nämlich nicht nur seelsorglich-religiöse („Riten"), sondern auch beruflich-anthropologische Rituale. Sie sind ein indirektes Sprachmittel; sie haben Symbolkraft gerade auch dem Unausweichlichen gegenüber. Rituale sind eine Art Container, ein Auffangbehälter für Existenzerfahrung und Schicksal. Sie aktivieren Spiritualität in menschheitlicher und religiöser Form. So werden sie zu Brücken von „hier nach dort" und von „jetzt nach dann", ohne dass das Dort und Dann explizit erklärt oder eingelöst werden muss. Insofern transportieren sie implizit Hoffnung und Verheißung: „So gelingt auch dein Weg, und so ist und wird es gut im Sinn Gottes." Rituale nehmen die Krankheit, das Sterben, die Trauer nicht weg. Sie helfen aber, die Landschaft dieses Schicksals zu begehen und es auf diese Weise in „Sinn" einzubetten.

Fazit

Die Logik der symbolischen Kommunikation erweist sich gerade bei der Konfrontation mit dem Unausweichlichen des Schicksals: Wenn das medizinisch Machbare und Mechanische ausgereizt ist, werden im Modus der symbolischen Kommunikation Ressourcen als Sinn- und Krafträume erschlossen, mit denen das Schwere und Unvermeidliche besser getragen werden kann. Das Schwere bleibt schwer, aber die Tragflächen werden breiter, mit denen das Schwere getragen werden kann. Das Schwere und die Trauer werden in der symbolisch-spirituellen Kommunikation gerade nicht aufgelöst. Sie bekommen vielmehr in dieser Logik einen sinnvollen Platz, und daraus folgt eine sinnvolle Praxis der Begleitung.

10 Vgl. Weiher, Das Geheimnis des Lebens berühren.

Esther Matolycz

Symbolische Kommunikation und Interaktion in der Pflege terminaler Patienten

Die Bedeutung sprachlicher und nichtsprachlicher Gesten[1]

Der Frage nach symbolischer Kommunikation in der Pflege geriatrischer Klienten in palliativer Situation möchte ich mich aus unterschiedlichen Perspektiven nähern. Zunächst soll eine kurze Fallvignette vorgestellt werden, gleich darauf eine pflegedidaktische Position, die der Komplexität von Situationen wie der in der Vignette gezeigten Rechnung trägt: ein interaktionistisches Verständnis der Praxis „Pflege“ wird darin skizziert (und im Anschluss auch Herbert Blumers Konzept des symbolischen Interaktionismus), und weiter eine bestimmte Art der Handlungs- und Reflexionsfähigkeit Pflegender, die, wie im hermeneutischen Zirkel, in einem Kreislauf aus Urteilsbildung und Reflexion schrittweise erworben wird. In einem nächsten Schritt werden zwei in der Pflege fast durchgängig zum Einsatz gelangende Interaktionsformen vorgestellt: einerseits validierende Einsätze in der pflegerischen Kommunikation und Interaktion und andererseits das Konzept der Basalen Stimulation, das auch in palliativen Situationen zur Anwendung kommt.

Der dritte Schritt widmet sich – mit Blick auf eine zweite, kurze Vignette – der Zusammenschau und Hinführung zu einer Perspektive, aus der pflegerisches Handeln in palliativen Situationen als entweder symbolisch vermittelte Interaktion oder aber als Konversation von sprachlichen und nichtsprachlichen Gesten begriffen werden kann.

Vignette

> Frau P., 85 Jahre alt, dementiell erkrankt und in terminaler Pflegesituation, möchte, wie sie sagt, „mit dem Bus fahren“. Die Pflegenden nehmen mit Frau P. Blickkontakt auf, berühren Sie vorsichtig, warten die Reaktionen Frau P.s ab bzw. beobachten sie darauf und fragen nach: „Mit dem Bus fahren, ja?“ Nach einer Pause wird die Frage anders formuliert: „Fahren mit dem Bus?“ Auf die Rückfragen, die letztlich das wiederholten, was Frau P. sagte, kam die Antwort: „zur Mama fahren, zur Mama.“ Später wollte Frau P. auch noch ihre Tasche haben. „Bei der Mama ist es schön?“ „Bei der Mama ist es warm?“ Die Pflegenden reagierten in ähnlicher Weise wie zuvor auf Frau P.s Wunsch, mit dem Bus zu fahren, und Frau P. sagte

1 Zum Hintergrund der folgenden Ausführungen vgl. Esther Matolycz, Kommunikation in der Pflege, Wien: Springer, 2009.

DOI 10.1515/9783110532524-003

„warm". Es wurde ein Becher mit Tee gebracht, man streichelte und berührte sie vorsichtig. Die Handtasche, die schließlich auf einen Sessel neben das Bett gelegt wurde, schien sie zufrieden zu machen.

Zunächst ist das ein fast „klassisches" Beispiel, da Demenzbetroffene häufig den Wunsch äußern, wegzufahren, nach Hause zu fahren, in ihre Wohnung zu gehen – und zwar in fast allen Stadien der Erkrankung. Mitunter ist dies mit dem Versuch, die Pflegeeinrichtung zu verlassen, verbunden, oft im Mantel und mit gepackter Tasche. Das beschriebene, kommunikative Verhalten der Pflegenden kann grundsätzlich auch in einer derartigen Situation versucht werden – es unterscheidet sich also nicht von dem, das im beschriebenen Beispiel in Zusammenhang mit palliativer Pflege zum Einsatz gelangt. Möglicherweise liegt nun der Wunsch nahe, zu ergründen, ob es sich beim Bus um ein Element einer bildhaften Sprache handelt, die sich einer Symbolik bedient, jedenfalls aber, was es für Frau P. bedeutete, mit dem Bus zu fahren.

I Ein interaktionistisches Pflegeverständnis und das Konzept des symbolischen Interaktionismus

In Situationen wie jener, in der Frau P. sich befindet, liegt das vor, was man als „Überkomplexität der Situation im Verhältnis zum verfügbaren Wissen" bezeichnen kann, sodass das Handeln darin eben nicht als „problemlose Applikation vorhandenen Wissens mit erwartbarem und daher leicht evaluierbarem Ausgang" zu verstehen ist.[2] Dies hat einerseits das Selbstverständnis Pflegender (in Richtung zunehmender Wünsche nach weiterer Professionalisierung des Fachs) verändert, andererseits die Pflege(aus)bildung. Es ist nach der Pflegedidaktikerin Ingrid Darmann-Fink davon auszugehen, dass komplexe Pflegesituationen „einer Deutung bedürfen, wobei diese Deutung aufgrund einer Vielfalt möglicher Deutungen stets unsicher ist und die erlangte Deutung mit den Patienten und anderen an der Pflege Beteiligten ausgehandelt werden muss".[3] Dieses Deuten (und auch seine Überprüfung) geschehe jedoch „weitgehend unbewusst", was letzten Endes auch mit Intuition zu tun hat (nicht gemeint ist mit dieser Form

2 Rudolf Stichweh, Wissenschaft, Universität, Professionen. Soziologische Analysen, Frankfurt a. M.: Suhrkamp, 1994, 296.

3 Ingrid Darmann, Problemorientiertes Lernen. Transfer durch Erweiterung von Situationsdeutungen, in: PrInterNet. Zeitschrift für Pflegewissenschaft 5 (2004), 461–467, hier: 461.

des Deutens ein Deuten im z. B. psychoanalytischen Sinn; Pflegehandeln ist von jeder Form psychotherapeutischer Intervention abgegrenzt[4]).

Allerdings, so Darmann-Finck weiter, wird (und zwar anhand der „Ergebnisse“ des eigenen Handelns) auch *in* der Situation „überprüft“, ob das, was angestrebt ist, auf diese Weise zu erreichen ist oder eben nicht. Es ist dann möglich, *im* Handeln selbst eine „intuitive Alternativinterpretation“ zu bieten, die sich im Handelnden auf Grundlage des eigenen Empfindens herausbildet. Die Reflexion *im* Handeln unterbricht es nicht, „sie erfordert Bewusstseinsbeteiligung, ist aber nicht unbedingt sprachgebunden“.[5]

Diese Form der Expertise (und die von Darmann-Finck vorgestellten Wege zur ihrer Erlangung) versetzt Pflegende in die Lage, situationsangepasst handeln zu können. Dies erfordert allerdings eine „reflexive Haltung“, die wiederum dadurch begünstigt wird, dass Pflegende „über ein großes Repertoire an (Deutungs)Wissen über pflegerische Phänomene verfügen“.[6] Weiter bedarf es der Fähigkeit, nicht allein *im* Handeln, sondern auch retrospektiv bzw. in Handlungspausen zu reflektieren, wobei der Prozess von „Urteilsbildung und Reflexion“ immer wieder durchlaufen wird, und zunehmend die Sicht auf das Ganze schärft.[7]

Darmann-Finck entfaltet diese Überlegungen vor dem Hintergrund unterschiedlicher Modelle zur Entwicklung von Handlungsexpertise und plädiert für ein Pflegehandeln, das *auch* intuitive Anteile hat, indem sie ein interaktionistisches Pflegeverständnis zugrunde legt. Sie tut dies in bewusster Abgrenzung zu einem „reduktionistischen objektivistischen Pflegeverständnis“, das (besonders unter Rezeption des Konzepts der evidenzbasierten Pflege) den Eindruck der Möglichkeit einer „technizistischen“ Deutung entstehen lassen könnte:[8] „Der Interaktionismus nimmt Abschied von der Vorstellung eines objektiven Wissens über die Realität, stattdessen wird von der Konstruktivität und der sozialen Konstruktion von Erkenntnis ausgegangen.“[9]

Das hier angesprochene Konzept des „symbolischen Interaktionismus“ wurde von Herbert Blumer begründet, der sich dabei an den Überlegungen und Ideen George Herbert Meads orientiert. Soziale, zwischenmenschliche Interaktionen können demnach nicht-symbolisch oder eben aber symbolisch vermittelt sein. Wird auf Handlungen reagiert bzw. direkt „geantwortet“, *ohne* sie vorher interpretiert zu haben, hätte man es mit der *Konversation von Gesten* zu tun, während –

---

4 Vgl. z. B. Esther Matolycz, Fallverstehen in der Pflege alter Menschen, Wien: Springer, 2013, 33.

5 Darmann, a.a.O. 463.

6 Darmann, a.a.O. 463 f.

7 Darmann, a.a.O. 464.

8 Darmann, a.a.O. 461.

9 Darmann, a.a.O. 463.

im Gegensatz dazu – bei symbolisch vermittelten Interaktionen die Handlungen oder Gesten des jeweils anderen erst interpretiert werden, bevor eine Reaktion darauf erfolgt. Es wird, so Blumer, im menschlichen Zusammenleben oft nicht-symbolisch interagiert, nämlich da, wo man „unreflektiert auf körperliche Bewegungen des anderen, seinen (Gesichts-)Ausdruck und seine Stimmlage" reagiert; auf symbolischer Ebene hingegen versucht man, die Bedeutung der Handlung des jeweils anderen zu verstehen.[10] Der symbolische Interaktionismus geht davon aus, dass der Mensch nicht nur in einer natürlichen, sondern auch in einer symbolischen Umwelt lebt.[11] Symbole und ihre Bedeutungen bilden sich aus dem jeweils eigenen Erleben und Erfahren von Menschen heraus. Wenn sie nun kommunikativ interagieren, wollen sie „Bedeutungen ‚miteinander teilen'" und müssen dazu „Zeichen als Symbole (für bestimmte Bedeutungen) gebrauchen", treten also auf diese Weise miteinander in Beziehung. Diese Versuche einer symbolisch vermittelten Interaktion sind aber nur dann erfolgreich, wenn es gelingt, sich miteinander in einer Sache zu verständigen, wenn sie also für beide dasselbe bedeutet. Burkart drückt das so aus: „menschliche Kommunikation setzt einen Vorrat an Zeichen voraus, welche für die jeweiligen Kommunikationspartner dieselben ‚Objekte' (Gegenstände, Zustände, Vorstellungen, Anschauungen, Ideen usw.) symbolisieren."[12] Signifikante Symbole (wie Mead sie bezeichnet) sind dabei Zeichen, die bestimmte Vorstellungsinhalte ausdrücken und sie auch beim anderen auslösen.

Nun mag man mit Burkart aber fragen, wieso sich überhaupt je signifikante Symbole herausbilden können, die für mehrere Menschen Gültigkeit haben, gibt es doch im symbolisch-interaktionistischen Verständnis „kein Ding ‚an sich', sondern vielmehr jeweils ‚ein Ding für mich'".[13] Burkart weist darauf hin, dass Menschen sich ihre Symbole und Bedeutungen zwar aus ihrem eigenen Erleben und Erfahren samt den dazugehörigen Zusammenhängen bilden, dass aber diese „Erlebniswelt grundsätzliche Gemeinsamkeiten zu jener der übrigen Mitmenschen aufweist"[14]; ein Auto sei letztlich etwas, womit die meisten Menschen der Industriegesellschaft ähnliche Vorstellungen verbinden. Unterschiedlich seien allerdings die „Erlebnisdimensionen" in Zusammenhang mit diesem Symbol.

---

10 Herbert Blumer, Der methodologische Standort des Symbolischen Interaktionismus, in: Roland Burkart/Walter Hömberg (Hrsg.), Kommunikationstheorien. Ein Textbuch zur Einführung, Wien: Braumüller, ³2004, 23–39, hier: 30.

11 Roland Burkart, Kommunikationswissenschaft. Grundlagen und Problemfelder. Umrisse einer interdisziplinären Sozialwissenschaft, Wien/Köln/Weimar: Böhlau, ³1998, 51 ff.

12 Burkart, a.a.O. 53.

13 Burkart, a.a.O. 52.

14 Burkart, a.a.O. 54 f.

Diese Erlebnisdimensionen entstehen im persönlichen Tätigkeits- und Erfahrungsbereich des Menschen und sind von ihm abhängig. Es liegt auf der Hand, so der Autor, dass ähnliche Erfahrungen und Tätigkeiten das Vorhandensein bestimmter, gemeinsamer Erlebnisdimensionen wahrscheinlich machen – und ebenso umgekehrt.

II Validierende Einsätze im Rahmen des Pflegehandelns und Basale Stimulation in der Pflege in palliativen Situationen

In der kurzen Passage des Gesprächs zwischen Frau P. und den Pflegenden finden sich zunächst keine Hinweise darauf, dass sie sich der Bedeutung des – möglichen – Bildes (zunächst: „mit dem Bus fahren") annähern, sondern im Zentrum der Bemühungen steht etwas anderes, das man als einen validierenden Einsatz im Rahmen von Kommunikation versehen kann. Es handelt sich bei diesen Fragen nämlich nicht – oder nicht allein – um Rückfragen im eigentlichen Sinn. Es wurden damit unterschiedliche Ziele verfolgt: einerseits ging es darum, Frau P. zu vermitteln, dass sie gehört wurde, was auch als einfühlendes Bestätigen ihrer Äußerung – und zwar tatsächlich unabhängig von deren Inhalt – verstanden werden kann. Andererseits lag in den vorsichtigen Erweiterungen und Umformulierungen der Versuch, in Erfahrung zu bringen, was Frau P. empfand, erlebte, vielleicht wünschte. Validation sucht immer auch mögliche Gefühle hinter Aussagen auf, die dann ebenfalls validiert (also: anerkannt, bestätigt) werden sollen.

Die Idee der Validation wurde von Naomi Feil entwickelt. Zentrales Anliegen dabei ist, dass Betagten die Möglichkeit gegeben wird, in ihren Äußerungen, Empfindungen und Gefühlen wahrgenommen zu werden. Feil beruft sich wesentlich auf den Psychoanalytiker Erik Erikson, allerdings auch auf andere psychotherapeutische Paradigmen. Das von ihr entwickelte Kommunikationsmodell fußt grundsätzlich auf der Annahme, dass Gefühle, die „von einem vertrauten Zuhörer bestätigt und validiert wurden", schwächer, „ignorierte oder geleugnete Gefühle" hingegen stärker werden.[15] „Menschen fühlen sich besser, wenn sie ihre Emotionen vertrauenswürdigen Zuhörern anvertraut haben."[16]

---

15 Naomi Feil, Validation. Ein Weg zum Verständnis verwirrter alter Menschen, München: Reinhardt, ^{5}1999, 12.

16 Naomi Feil/Vicki de Klerk-Rubin, Validation. Ein Weg zum Verständnis verwirrter alter Menschen. Ernst Reinhardt Verlag, München: Reinhardt, ^{9}2010, 126.

Das Konzept der Validation, wie Feil es begreift, kennt eine Vielzahl sogenannter Validations-Prinzipien; seine Ausübung ist an die Ausbildung zum Validationsanwender gebunden. Im Rahmen von Pflege und Betreuung hat sich allerdings – gerade dann, wenn das, was Klientinnen und Klienten zum Ausdruck bringen wollen, sich dem Gegenüber vielleicht nicht erschließt – ganz grundsätzlich eine kommunikative Haltung durchgesetzt, die der Validation entstammt. Dies ist nicht getrennt vom Umstand, dass damit auch die Bemühungen, dementiell erkrankte Menschen auch in fortgeschrittenen Stadien der Erkrankung an der gegenwärtigen Situation, der Zeit oder dem Ort zu orientieren, aufgegeben wurden.[17] Die in so gut wie allen pflegerischen Kontexten in der einen oder anderen Form rezipierte Idee der Validation setzt an Stelle dieser Versuche das zentrale Anliegen, das, was jemand äußert, für valide, für gültig zu erklären, und zwar auch dann, wenn es eben nicht oder nicht restlos verstanden wurde. Ziel dabei ist die Entlastung des Betroffenen[18].

Ein – zunächst – anderes Ziel als die Validation wird im Konzept der Basalen Stimulation verfolgt, das ebenfalls kurz vorgestellt werden soll. Ursprünglich von Andreas Fröhlich zur Förderung von Kindern mit geistiger und körperlicher Behinderung entwickelt, wurde es in den 1980er Jahren von Christel Bienstein (in Zusammenarbeit mit A. Fröhlich) auf die Bedürfnisse der Pflege übertragen und adaptiert.[19] Grundsätzlich geht es dabei darum, auf basaler, also nicht unbedingt sprachlicher Ebene mit Menschen in Beziehung zu treten. Bewährt hat sich die Basale Stimulation besonders bei somnolenten, bewusstlosen oder beatmeten Patienten, ebenso bei solchen mit eingeschränkter Orientierung. In der palliativen Versorgung hat es ebenfalls einen festen Platz.

Phänomene wie etwa Unruhe, Ängste, geänderte Wachheit, Wahrnehmung oder Orientiertheit können in Zusammenhang mit „dem zunehmenden Mangel an Eigenerfahrung, Eigenbewegung und der reduzierten Auseinandersetzung mit der Umwelt zusammenhängen“. Die Basale Stimulation stellt einen Versuch dar, dies zu kompensieren, wobei sie nun „eine Basis für einen anderen Umgang und

17 Feil/de Klerk-Rubin, a.a.O. 123.

18 Andererseits kennt das – nicht unumstrittene – Modell auch die Idee so genannter „universeller Symbole“, die „ohne Unterschied von Rasse, Religion, Kultur oder Geschlecht verwendet“ würden. Es wäre demnach möglich, dass eine „wiegende Bewegung“ die „Mutter, Mutterschaft, Sicherheit, Genuss“ oder Messer oder Gabel Wut symbolisieren (Feil/de Klerk-Rubin, a.a.O., 70). Zur „Entschlüsselung“ sei allerdings „die Kenntnis der persönlichen Lebensgeschichte und -umstände unabdingbar“ (a.a.O. 67).

19 Cornelia Knipping, Palliative Betreuung in den letzten Lebenstagen und -stunden, in: dies., Hg., Lehrbuch Palliative Care, Bern: Huber, ²2007, 465–483, hier: 477.

Zugang, eine andere Art von Kommunikation und Annäherung, um mit dem sterbenden Menschen in Beziehung treten zu können und zu bleiben“ bildet.[20]

Verschiedenartige Angebote sollen dazu beitragen, dass die Betroffenen ihre Körpergrenzen spüren, die Umgebung wahrnehmen, die Anwesenheit anderer (Pflegender, der Angehörigen) spüren können. Die Angebote beziehen sich auf unterschiedliche Möglichkeiten menschlicher Wahrnehmung, die etwa im auditiven, visuellen, oralen, taktil-haptischen, vestibulären oder somatischen Bereich liegen. In der Praxis kann das bedeuten, mit Berührungen, Gerüchen, Bewegungen (z. B. leichtes Wiegen) oder auch bestimmten Arten der Positionierung der Betroffenen zu arbeiten. Es können zum Beispiel Hilfsmittel wie Decken oder Polster so um seinen Körper gelegt werden, dass ein „Nest“ entsteht (dies wird auch als *Nestlagerung* bezeichnet). Mundpflege, in deren Rahmen Geschmacksreize gesetzt werden,[21] kann sich günstig auf das Wohlbefinden auswirken u.v.m. Betont wird, dass die Anwendung Basaler Stimulation nicht ohne sorgsame Reflexion erfolgen darf: „Nicht die pflegebezogenen, sondern die patientenbezogenen Interventionen prägen die aufmerksame, professionelle und fürsorgliche Pflege des Sterbenden bis zuletzt.“[22]

III Zusammenschau im Hinblick auf die Pflege terminaler Patienten

Im ersten Schritt wurden Pflegesituationen, wie die in der Vignette skizzierte, als solche ausgewiesen, die in mehrere Richtungen „gedeutet“ und verstanden werden können, wobei dies die Fähigkeit zur Reflexion auch *im* Handeln selbst erfordert. Jener Anteil der Reflexion, der unmittelbar darin geschieht, das Handeln nicht unterbricht, ist nicht unbedingt sprachgebunden und gewissermaßen auch intuitiv. Es handelt sich dabei um ein feinfühliges Aufnehmen und Spüren der Reaktionen des Klienten, nach Möglichkeit des eigenen Anteils daran und gewissermaßen der gesamten Situation.

Begegnen Pflegende sterbenden Klienten, die sich einer bildhaften Sprache bedienen, so ist es möglich, dass sie dabei auf Symbole zurückgreifen, die eine für sie ganz individuelle Bedeutung haben; es mögen aber auch „signifikante“ Symbole sein, mit denen Menschen grundsätzlich Ähnliches verbinden. In palliativen Kontexten, in denen einerseits Klienten in ihrer verbalen Ausdrucksfä-

20 Knipping, a.a.O. 478.
21 Knipping a.a.O. 479.
22 Knipping, a.a.O. 478.

higkeit mitunter eingeschränkt sind und sich ihre Wahrnehmung und Orientiertheit oft markant verändert, sind Pflegende (die ja nicht im psychotherapeutischen Sinn „deuten“) wohl auf Versuche angewiesen, die Gesamtsituation gewissermaßen intuitiv zu erfassen. Ein Beispiel dafür findet sich in der folgenden Vignette:

Vignette

Frau R., 89 Jahre alt und in terminaler Pflegesituation, spricht wiederholt von einem kleinen Vogel bzw. ruft danach, allerdings nicht zusammenhängend; über Beweggründe oder Bedeutung kann sie nichts angeben. Die Pflegenden versuchen auch hier – durch Wiederholen und vorsichtiges Fragen – sich dem Erleben der Klientin zu nähern, aber deren Fähigkeit, sich verbal zu äußern, ist stark eingeschränkt. Versuchsweise bringen sie schließlich den Vogelkäfig des Wohnbereichs, in dem Frau R. lebt, in ihre Sichtweite und beobachten die Reaktionen der Bewohnerin. Den Vogel sehen zu können, scheint sie zufrieden, vor allem auch ruhiger zu machen.

Der „kleine Vogel“, von dem Frau R. wiederholt spricht, war für sie offenkundig sehr bedeutsam. Die Pflegenden versuchen zunächst herauszufinden, worin seine Bedeutung für Frau R. genau besteht. Auch wenn das nicht gelingt, signalisiert das behutsame Nachfragen die Bereitschaft, sich dem Erleben von Frau R. anzunähern. Der kreative Versuch, den Vogelkäfig aus dem uneingesehenen Wohnbereich in Sichtweite der Bewohnerin zu stellen, erweist sich schließlich insofern als passende Antwort, als Frau R.s Verhalten darauf positiv anspricht.

Was weiter oben als „validierender Einsatz“ bezeichnet wurde, erweist sich auch hier als hilfreich: Es geht darum, auf unterschiedlichen Interaktionswegen zu reagieren, und, wenn möglich, das Gefühl, das hinter einer Äußerung steht, zu „bestätigen“. Wesentlich an dieser Form der Interaktion ist allerdings, dass ein „Verstehen“ der Symbolik oder des Bildes, das der Äußerung eines Klienten zugrunde liegt, nicht unbedingt erforderlich ist. Mit Blumer gesprochen, könnte man die Versuche, die in der Vignette Frau R.s Aussagen gegenüber unternommen wurden, als Konversation von Gesten, und zwar als Konversation *sprachlicher* und *nichtsprachlicher* Gesten begreifen: die Pflegenden reagieren auf das Gebotene, auch *ohne* die Bedeutung dessen, was Frau R. mit dem kleinen Vogel (bzw. Frau P. mit dem Bus) gemeint haben mag, mit Sicherheit ergründet zu haben, wobei der *Versuch* zu verstehen, freilich immer erfolgt.

Der Weg, der möglicherweise dorthin führt, hat mit jenem – auch – intuitiven Handeln zu tun, das aus mehreren Quellen gespeist ist: einerseits aus der Kenntnis unterschiedlicher Pflegephänomene, also dem, wenn man so will, theoretischen Wissen, andererseits aus der aufmerksamen Wahrnehmung der aktuellen Pflegesituation und der oft symbolischen Äußerungen und Gesten von Patientinnen und Patienten. Spezifisch für den pflegerischen Zugang ist es, dass die Pflege selbst eine Form symbolischer Kommunikation und Interaktion darstellt und deshalb spontan in eine gestische Konversation einzustimmen vermag.

Folgt man der Grundidee der Validation, so ist es von zentraler Bedeutung, dass in einer Weise auf die Äußerungen des Betreuten reagiert wird, die ihm das sichere Gefühl vermittelt, sich mitgeteilt, etwas „geteilt" zu haben.

Pflegesituationen und -handlungen bieten Anlass zur Interaktion in unterschiedlichsten Wahrnehmungsbereichen. Es können Elemente aus der basalen Stimulation eingebunden werden, und vor dem Hintergrund des Gedankens an die nicht sprachgebundene *Reflexion* der Pflegenden und den nicht immer sprachgebundenen Ausdruck von Menschen in palliativen Situationen kann letztlich jede Pflegehandlung als nichtsprachliche Geste verstanden werden, die in ihrer Gesamtheit zur symbolischen Kommunikation wird: die Ganz- oder Teilkörperwaschung, die Pflege der Haut, die Mundpflege, das Anbieten von sinnlich wahrnehmbaren Reizen, überhaupt: die Berührung.

Franzisca Pilgram-Frühauf

Symbolsprache von Menschen mit Demenz

Hermeneutische Denkanstöße

Die Situation am Sterbebett und der Umstand, mit den Folgen einer demenziellen Erkrankung zu leben, sind in vielerlei Hinsicht nicht miteinander vergleichbar, dürfen doch Menschen mit Demenz bei der Diagnoseeröffnung davon ausgehen, noch manches Jahr leben zu können. Allerdings sind auch sie unweigerlich mit der Brüchigkeit und Begrenztheit des Lebens konfrontiert, wenn im Zuge des krankheitsspezifischen Zeichenzerfalls der Wortschatz durcheinandergerät, Begriffe sich entleeren und Namen entfallen. Immer wieder wird darauf hingewiesen, wie schwer gerade in einer frühen Phase von Demenz der Verlust sprachlicher Kompetenzen wiegt – sowohl im Blick auf die Kommunikation mit anderen als auch angesichts des Bedürfnisses nach autobiografischer Selbstvergewisserung und -klärung, denn: „Die Betroffenen können [...] oft nicht mehr verständlich ausdrücken, was sie erleben und was sie innerlich beschäftigt.“[1]

Was Christoph Held hier als zentrales Problem für die Betroffenen benennt, stellt auch deren Kommunikationspartner vor ein Dilemma: Auf der einen Seite warnt Held zu recht, dass es schwierig und sogar anmaßend sein könne, „das subjektive Erleben eines Betroffenen beschreiben und ‚erfassen‘ zu wollen“[2]. Auf der anderen Seite zeigen seine eigenen Ausführungen, dass Personen, welche demenziell erkrankte Menschen begleiten und betreuen, nicht umhinkommen, die Phänomene zu deuten. Gerade die in den letzten Jahrzehnten immer deutlicher vernehmbare Forderung, die Menschen und nicht deren Krankheit zu sehen[3] und sie *beyond loss*[4] zu verstehen, setzt unweigerlich Interpretationsprozesse in Gang, die von den Symptomen ausgehend ihre Dynamik entfalten. Zahlreiche Publikationen und Weiterbildungsangebote mit dem Titel *Demenz verstehen*[5] belegen,

---

1 Christoph Held, Was „macht“ Demenz mit den Menschen? Verändertes „Selbsterleben“ bei Demenz und „Wesensveränderung“ bei demenzkranken Menschen, in: Irene Bopp-Kistler, Hg., Demenz. Fakten, Geschichten, Perspektiven (Zürich: rüffer & rub, 2016), 110–122, hier 111.

2 Ebd.

3 Vgl. z. B. Tom Kitwood, Demenz. Der person-zentrierte Ansatz im Umgang mit verwirrten Menschen (Bern: Huber, [6]2013).

4 Vgl. Lars-Christer Hydén, Hilde Lindemann und Jens Brockmeier, Hg., Beyond loss. Dementia, identity, personhood (New York: Oxford University Press, 2014).

5 Vgl. z. B. Andrea Mühlegg-Weibel, Hg., Demenz verstehen. Leitfaden für die Praxis (Wetzikon: Sonnweid, 2011); Demenz verstehen – den Menschen sehen, Tagung von CURAVIVA Weiterbildung, 8.10.2015.

DOI 10.1515/9783110532524-004

dass die demenzspezifische Symptomatik in grundsätzlicher Weise mit hermeneutischen Herausforderungen verbunden ist – sowohl in der Selbstwahrnehmung durch die Betroffenen als auch aus der Außenperspektive der Begleitenden. Inwiefern dabei den verbal geäußerten Symbolen eine Schlüsselrolle zukommt, soll im Folgenden untersucht werden.

Unter einem hermeneutischen Blickwinkel gilt es zunächst, auf Methoden zu verweisen, welche die Symbolsprache von Menschen mit Demenz validierend aufnehmen. Anschließend möchte ich die hermeneutischen Grundüberlegungen konkretisieren, indem ich auf die autobiografischen Fragmente eines Betroffenen eingehe. Diese zeigen, dass es sich lohnt, mit dem Bemühen um ein angemessenes Verstehen in einem möglichst frühen Stadium anzusetzen, um Demenzbetroffene bis ans Lebensende gut begleiten zu können. Die kommunikativ-pragmatische Stoßrichtung der Texte aufnehmend, widmet sich der Beitrag zum Schluss der Frage, welche Konsequenzen sich daraus für eine hermeneutisch sensible Spiritual Care ergeben.

1 Validation und Hermeneutik der Symbole

Hermeneutik, die Lehre vom Auslegen und Verstehen, wird im Folgenden nicht als eine Methode unter vielen betrachtet. In Anlehnung an den französischen Philosophen Paul Ricœur scheint Interpretation vielmehr für sämtliche Prozesse konstitutiv zu sein, durch die wir mit uns und anderen in Verbindung treten. Keine dieser Beziehungen, auch nicht die zu uns selbst, kann gemäß Ricœur eine unmittelbare sein. Immer bedient sich der Mensch der ihm zur Verfügung stehenden kulturell vermittelten und lebensgeschichtlich angeeigneten Symbole, um sich selbst auszudrücken und sich zu anderen ins Verhältnis zu setzen.[6]

1.1 Validierender Umgang mit Symbolen

Vor diesem Hintergrund erstaunt umso mehr, dass den sprachlichen Symbolen von Menschen mit Demenz bis anhin noch relativ wenig Beachtung geschenkt

6 Von daher erschließt sich auch, warum Texte gemäß Ricœur als Modelle für die Gegenstände aller Humanwissenschaften dienen können. Vgl. Paul Ricœur, Der Text als Modell: hermeneutisches Verstehen, in: Walter L. Bühl, Hg., Verstehende Soziologie. Grundzüge und Entwicklungstendenzen (München: Nymphenburger, 1972), 252–283, hier 252; zur Kritik vgl. Thomas Luckmann, Zum hermeneutischen Problem der Handlungswissenschaften, in: Manfred Fuhrmann, Hans Robert Jauß und Wolfhart Pannenberg, Hg., Text und Applikation (München: Fink, 1981), 513–523.

wurde. Da Wortfindungsstörungen[7] bereits zu den frühen Auswirkungen einer Demenz gehören, schien es in der Demenzpflege lange Zeit naheliegend, nicht unmittelbar verständliche Äußerungen als Signale für abnehmende Realitätsorientierung und für den Abbau kognitiver und sprachlicher Kompetenzen aufzufassen.[8] Erst validierende Methoden[9] weisen solcher Ausdrucksweise ihr eigenes Recht zu, könne sie doch, aus psychoanalytischer Perspektive betrachtet, auch wertvolle Hinweise auf unbewältigte Konflikte aus der Vergangenheit liefern. Sowohl die ursprünglich in den USA von Naomi Feil konzipierten Methode der Validation als auch die für den deutschen Sprachraum weiterentwickelte Variante von Nicole Richard gehen auf das symbolische Repertoire der Betroffenen ein: Wiederholt geäußerte Symbole werden in der Kommunikation aufgegriffen, vom Gegenüber wörtlich gespiegelt oder paraphrasiert. Auch kulturell vermittelte, kollektiv geteilte Sprachmuster wie Redensarten und Sprichwörter können beigezogen werden, um verborgene Ressourcen aufzunehmen und zu bestätigen. Validation heißt für Naomi Feil grundsätzlich, „[m]angelhaft orientierte und desorientierte alte Menschen“ als „wertvoll und einzigartig“ anzuerkennen und sie so zu akzeptieren, wie sie sind. Wer in validierender Weise mit Empathie zuhört, „baut Vertrauen auf, reduziert Angst und gibt die Würde zurück“.[10]

Als Methode, welche die Betroffenen in ihrer je eigenen Gefühlswelt respektiert, verbale und nonverbale Ausdrucksformen in ihrer Vielfalt wahrnimmt und auf sie eingeht, ist die Validation zu einer unverzichtbaren Grundlage für die Kommunikation mit kognitiv beeinträchtigten Menschen geworden. Dennoch weist Svenja Sachweh zu recht auf ein Problem hin. Nicht geklärt werde die hermeneutische Ausgangsfrage: wie es in der Kommunikation – sei es in der Perspektive der Begleitung oder der Therapie – gelinge, den Symbolen die unbewältigten Konflikte aus der Vergangenheit abzulesen.[11] Diese kritische Anfrage rührt an einen Problemkomplex, dem sich Paul Ricœur annähert, indem er die Grundspannungen der Hermeneutik mit dem Symbolbegriff verbindet.

---

7 Vgl. Svenja Sachweh, Spurenlesen im Sprachdschungel. Kommunikation und Verständigung mit demenzkranken Menschen (Bern: Huber, 2008), 19 ff.

8 Vgl. ebd., 251–257.

9 Vgl. auch den Beitrag von Esther Matolycz in diesem Band.

10 Naomi Feil und Vicki de Klerk-Rubin, Validation. Ein Weg zum Verständnis verwirrter alter Menschen (München: Reinhardt, [10]2013), 65 f.

11 Zu dieser Kritik vgl. Sachweh, Spurenlesen im Sprachdschungel (s. Anm. 7), 266.

1.2 Grundspannung: Zweifeln und Hören

Ricœur unterscheidet mit Blick auf die Hermeneutik des 20. Jahrhunderts zwei Grundtendenzen der Interpretation, die er als „Wille zum Zweifel" und „Wille zum Horchen" einander gegenüberstellt.[12] Die eine Tendenz findet er in der Geschichte des modernen Denkens etwa bei Sigmund Freud umgesetzt. Interpretieren heißt gemäß dieser Auffassung, den Augenschein als „Illusion" zu entlarven und dahinter eine tiefere Wirklichkeit freizulegen. „Diese Hermeneutik", so fasst Ricœur zusammen, ist ein „Herunterreißen der Maske, eine die Verkleidung reduzierende Interpretation".[13] Gemäß der anderen Auffassung der Hermeneutik, die Ricœur unter anderem im Rückgriff auf die Religionsphänomenologie Mircea Eliades beschreibt, bemüht sich Interpretation „in der Sorge um das Objekt" um ein Hören. Dieses ist hier nicht nur in einem akustischen Sinn verstanden, sondern meint: „empfänglich sein für die Bewegung des Sinns", die über die wörtliche Bedeutung hinausführt.[14]

Das ungeklärte Problem im validierenden Umgang mit Symbolen von Demenzpatienten weist auf die Dialektik hin, die Ricœur mit den beiden Grundtendenzen der Interpretation beschreibt: Die therapeutisch in der Vergangenheit ansetzende, kritisch-entlarvende Ansatz und der begleitend auf die Gegenwart bezogene, hörende Zugang bedürfen der wechselseitigen Ergänzung. Ricœur spricht in einem anderen Zusammenhang auch von einer „Polarität der Hermeneutik", wobei mit dem Begriff Polarität ein Spannungsverhältnis angedeutet ist. Er betont, dass es nicht genüge, „wenn wir die beiden Interpretationsstile bloß nebeneinanderstellen; wir müssen sie wechselseitig miteinander verschränken und ihre komplementären Funktionen aufzeigen".[15] Insbesondere die Variante der integrativen Validation wird beiden Grundtendenzen insofern gerecht, als sie sowohl Ansätze der Milieutherapie und Biografiearbeit integriert als auch die Gegenwart und die Intuition der Betreuenden mit einbezieht, ohne in diesen den Anspruch zu erwecken, sie könnten mit der Methode die Krankheit therapieren.[16] Es gehört somit zu den Vorzügen der Validation, dass sich in der Begegnung mit Demenzbetroffenen eine die Symbole anzweifelnde, aber auch

---

12 Vgl. Paul Ricœur, Die Interpretation. Ein Versuch über Freud (Frankfurt am Main: Suhrkamp, 2004), 40.

13 Ebd., 43.

14 Ebd., 41 f.

15 Paul Ricœur, Hermeneutik und Psychoanalyse. Der Konflikt der Interpretation II (München: Kösel, 1974), 204.

16 Vgl. zu dieser Bewertung Sachweh, Spurenlesen im Sprachdschungel (s. Anm. 7), 266.

eine aufmerksam zuhörende Einstellung durchdringen. Was immer noch nicht geklärt ist, ist das Unbehagen bezüglich des symbolischen Sinngehalts.

1.3 Symbole und Metaphern

Eine erste Möglichkeit, das Problem zu entschärfen und zugleich präziser zu erfassen, bietet Ricœurs Symbolbegriff. Ricœur weitet den Begriff, wie ihn Ernst Cassirer in seiner *Philosophie der symbolischen Formen* versteht, nämlich als sinnliches Zeichen für eine geistige Bedeutung, aus und spricht von einem Symbol da, wo ein „Doppelsinn" vorhanden ist.[17] Er definiert: „Mit dem Symbolbegriff bezeichne ich jede Sinnstruktur, in der ein unmittelbarer, erster, wörtlicher Sinn überdies einen mittelbaren, zweiten, übertragenen Sinn anzielt, der nur durch den ersten erfasst werden kann."[18] So bleibt für den Verstand immer eine gewisse Undurchsichtigkeit, und eben „diese Undurchsichtigkeit macht die Tiefe des Symbols aus, das schier unerschöpflich ist".[19] Das Symbol weckt nach Ricœur solchermaßen Sinn, dass es zugleich offenbart und verhüllt und eben dadurch eine Interpretation in Gang setzt, die für immer neue Interpretationen offenbleibt. Darauf bezogen betont Ricœur: „Das Symbol gibt zu denken [...]."[20]

Auf die Spannung in Ricœurs Symbolbegriff, dass nämlich der Zweitsinn über den dechiffrierbaren Erstsinn hinaus neue Sinnhorizonte eröffnen kann, geht auch das Unbehagen und Nicht-Verstehen zurück, das in der validierenden Begegnung mit kognitiv beeinträchtigten Menschen auftreten kann. Deren Äußerungen sind oft nicht mehr auf einer wörtlichen Ebene entschlüsselbar, sondern bilden – ähnlich wie die „symbolische Kommunikation" von Sterbenden – „undurchsichtige" Sinnangebote.

Setzt man auf der Ebene sprachlicher Phänomene an, muss als zweites Konzept die Metapher in den Blick kommen. Die Möglichkeit zur Bildung metaphorischer Ausdrücke liegt nach Ricœur in der grundlegend polysemen Natur der Sprache verankert. Im Zusammenstoß bisher voneinander abweichender semantischer Felder kommt es zu einer Sinnveränderung, welche die Metapher als

17 Ricœur, Die Interpretation (s. Anm. 12), 27.

18 Paul Ricœur, Hermeneutik und Strukturalismus. Der Konflikt der Interpretation I (München: Kösel, 1973), 22. Zur Tiefenstruktur der symbolischen Kommunikation vgl. Erhard Weiher, Das Geheimnis des Lebens berühren. Spiritualität bei Krankheit, Sterben, Tod. Eine Grammatik für Helfende (Stuttgart: Kohlhammer, 2008), 83, 93. Vgl. auch den Beitrag von Erhard Weiher in diesem Band.

19 Ricœur, Hermeneutik und Strukturalismus (s. Anm. 18), 38.

20 Ricœur, Hermeneutik und Psychoanalyse (s. Anm. 15), 163, 198 u. a.

Sprachereignis lebendig macht. Wird derselbe metaphorische Ausdruck wiederholt, nützt sich mit der Zeit sein kreatives Potential ab, der Ausdruck wird ins Sprachsystem integriert und erwartbar. Eine „tote" Metapher entsteht. Indem die metaphorische Aussage aber ein ungewöhnliches, vom etablierten Sprachgebrauch abweichendes Element enthält, durch welches die Aussage auf einer wörtlichen Ebene eigentlich falsch wird, entfaltet sie eine schöpferische Kraft.[21]

Dass Menschen mit Demenz bevorzugt metaphorische Ausdrucksweisen verwenden, ist bekannt. Sowohl mit bildhaften Redewendungen, die sich innerhalb einer Sprachgemeinschaft durchgesetzt und gefestigt haben, als auch mit neuen, lebendigen Metaphern beschreiten sie „auf der Suche nach Verständigung" oft poetische Wege.[22] Diese sprachliche Kreativität ist im Kontext hirnphysiologischer Abbauprozesse besonders frappant. Hirnforscher vermuten, „dass die Schwierigkeiten mit nicht wörtlich gemeinter Sprache eher zu den späteren Symptomen der Demenz gehören, weil das Wissen über die Bedeutungen figurativer Ausdrucksweisen in der von der Krankheit weniger schnell beeinträchtigten rechten Hirnhälfte gespeichert zu sein scheint".[23] Vor dem Hintergrund der komplexen Ordnungssysteme unseres mentalen Lexikons lassen sich die oftmals überraschenden, bildhaften Ausdrücke von Demenzbetroffenen also ein Stück weit als kreative Strategien verstehen, die es erlauben, die Wortfindungsstörungen zu überbrücken.

Und dennoch: Die hermeneutischen Herausforderungen, denen sich validierende Ansätze stellen müssen, sind damit noch nicht beseitigt. Sie stehen vielmehr im Spannungsfeld von Symbol und Metapher, die sich in Ricœurs Begrifflichkeit zwar überschneiden, aber nicht deckungsgleich sind.[24] Über die metaphorischen Sinnveränderungsprozesse hinaus, die sich im Bereich sprachlicher Semantik abspielen, enthalten Symbole mit ihrem „Doppelsinn" eine existenzielle Tiefendimension. Auch nach mehrmaligem Gebrauch bleibt ein Symbol noch „undurchsichtig" und erschöpft sich deshalb nicht, weil es im Leben selbst verwurzelt ist. Was Demenzbetroffene durch Metaphern in kreativer Weise zur Sprache bringen und was sich dabei durch Sinnveränderungen erklären lässt, bleibt in symbolischer Hinsicht auf das Leben selbst bezogen, das sich einer semantischen Klärung immer wieder auch entzieht. Es geht um die Frage nach den

---

21 Vgl. z.B. Paul Ricœur, Die lebendige Metapher (München: Fink, ^{3}2004), VI.

22 Sachweh, Spurenlesen im Sprachdschungel (s. Anm. 7), 49.

23 Ebd., 47.

24 Vgl. Paul Ricœur, Interpretation Theory. Discourse and the Surplus of Meaning (Fort Worth: Texas Christian University Press, 1976), 69. Zur nuancenreichen Unterscheidung der beiden Begriffe vgl. auch den einleitenden Beitrag von Simon Peng-Keller in diesem Band.

äußersten Möglichkeiten der Sprache angesichts ihrer Grenzen – eine Frage, die in Selbstzeugnissen von Menschen mit Demenz intensiv reflektiert wird.

2 Symbolisch-metaphorische Sprache in autobiografischen Fragmenten

Im Fokus stehen im Folgenden die Fragmente des an Alzheimer erkrankten Pfarrers und Psychotherapeuten Eduard Schäubli (1928–2005), die seine Frau gesammelt und in ihrem Bericht *Ich habe Alzheimer. Wie will ich noch leben – wie sterben?* zusammengetragen hat.[25] Um erzählerische Distanz zu wahren, wählte die Autorin und Herausgeberin Ruth Schäubli-Meyer für ihren Mann das Pseudonym Gustav, für sich selbst den Namen Anna. Dadurch ergibt sich, erzählanalytisch betrachtet, eine Verschiebung zu einer heterodiegetischen Erzählweise[26], welche die Erzählinstanz außerhalb der von Gustav und Anna gemeinsam erlebten Krankheitsgeschichte ansiedelt und eine multiple Wahrnehmung der Geschehnisse zulässt. So scheint im Bericht einerseits die Perspektive Annas auf, welche ihren Mann bis zum Tod, der durch einen assistierten Suizid herbeigeführt wurde, begleitet hat. Andererseits schafft der Bericht, der nach Krankheitsjahren gegliedert ist, einen Rahmen, der Gustavs eigene Sicht zur Geltung kommen lässt. Gustavs autobiografische Notizen und Briefe, die Anna teilweise erst nach seinem Tod zwischen Büchern gefunden hat, zeugen von einer intensiven Auseinandersetzung mit sich selbst und mit den Veränderungen, die ihm die Krankheit auferlegt.[27] Sprachlich schlägt sich diese Auseinandersetzung in zahlreichen Metaphern nieder.

2.1 Erosionen

Eine zentrale Funktion autobiografischer Zeugnisse von Menschen mit Demenz ist es, die „uneindeutigen Verluste“[28], die sie erleben und die für Außenstehende

25 Ruth Schäubli-Meyer, Ich habe Alzheimer. Wie will ich noch leben – wie sterben? (Zürich: Oesch Verlag, 2008).

26 Vgl. Silke Lahn und Jan Christoph Meister, Einführung in die Erzähltextanalyse (Stuttgart: Metzler, [3]2016), 79 f.

27 Vgl. Schäubli-Meyer, Ich habe Alzheimer (s. Anm. 25), 8.

28 Zum Begriff „ambiguous loss“ vgl. Pauline Boss, Da und doch so fern. Vom liebevollen Umgang mit Demenzkranken, hrsg. v. I. Bopp-Kistler und M. Pletscher (Zürich: rüffer & rub, 2014), 10 f., 32–50.

schwer zu fassen sind, zu klären. Zahlreiche Versuche, die Innenperspektive über literarische Fiktionen oder authentische Zeugnisse zu vermitteln und nachzuvollziehen, zeigen, dass bildhafte Sprache mit Metaphern und Vergleichen[29] oft mehr auszudrücken vermag als rationale Begrifflichkeit. Paradoxerweise können sogar Wortfindungsstörungen mit einem Bild ausführlich beschrieben werden. So schreibt eine Betroffene: „Es ist, als wären die Regale mit den ordentlich sortierten Wörtern umgefallen und als müsste ich mir aus den unsortierten Haufen das Wort heraussuchen, das ich brauche.“[30]

Auch Gustav verwendet bevorzugt Bilder, um zu beschreiben, wie er seine Krankheit erlebt.[31] Er entlehnt sie im Jahr nach der Diagnose dem geologisch-geografischen Vorstellungsbereich und öffnet damit semantische Spannungsfelder zwischen materieller Beschaffenheit und der eigenen Befindlichkeit:

> Vergessen heisst, langsam zu Tode gequält zu werden. Granit zerbricht in Staub, was fest war, wird zur Wüste.[32]
>
> Einst lebte ich auf einem Erdteil, jetzt auf einem Archipel. Die Inseln sind Teil eines einst untergegangenen, zusammenhängenden grossen Gebildes. Die grosse Insel löst sich auf.[33]

Schaut man sich die Bilder, die Gustav auf seinen Zetteln verwendet, genauer an, so fällt auf, dass er bei der Beschreibung des Krankheitserlebens auf die explizierenden Vergleichspartikel „wie“ oder „als ob“ meistens verzichtet und Metaphern den Vorzug gibt. Indem er diese in Gegensatzpaaren in einen dynamischen Prozess verwickelt, baut er sie wie etwa im Beispiel „Granit zerbricht in Staub“ oft sogar zu minimalen Parabeln aus. Der parabolische Duktus führt zu einer materiellen Ausdifferenzierung des Bildes in fest und zerbrochen, zusammenhängend und aufgelöst: Demenz ist für Gustav kein Zustand, sondern ein ambivalentes Gefüge bestehend aus den Erinnerungen, wie es „einst“ war, und den Wahrnehmungen, wie es „jetzt“ ist. Dasselbe Muster ist auch drei Jahre später, in einem Geburtstagsbrief an seine Frau, noch wahrnehmbar:

---

29 Ich verstehe hier den Vergleich („Achill ist wie ein Löwe“) in Anlehnung an Ricœur als eine durch die Vergleichspartikel „wie“ entfaltete Metapher, die Metapher („Achill ist ein Löwe“), bei der die beiden Begriffe unverbunden nebeneinandergestellt werden, als einen impliziten Vergleich. Vgl. Ricœur, Die lebendige Metapher (s. Anm. 21), 31–36.

30 Christine Bryden, Mein Tanz mit der Demenz (Bern: Huber, 2011), 125.

31 Vgl. Rahel Rivera Godoy-Benesch, Kompass zur Altersbelletristik der Gegenwart. Trends, Analysen, Interpretationen, hrsg. von der Pro Senectute Bibliothek (Zürich: Pro Senectute Verlag, 2015), 68.

32 Schäubli-Meyer, Ich habe Alzheimer (s. Anm. 25), 11.

33 Ebd., 13.

> Ein Weh, wo ich dir einst mit Hand und Mund sagen konnte, wie lieb du bist. Es ist wie ein Scherben, wo ich dir einst ein schönes Glas geben konnte.
>
> Wo einst ein Lied, ist es Jammer. Da und dort noch leuchtet, ein Glück von einst, dann und wann rot, rot, hell, ein Grün unsäglich reich. Du weißt so viel zu sagen. Ich gehe hinter dir her, wie mit schweren Schuhen. Ich folge noch deinem Lied, jener leichten Andeutung, aber schon fällt der Einfall in ein dunkles Loch. Was gesagt sein wollte, löst sich wie ein dunkler Brei auf. Dem, was du sagst, folge ich mit stolprigen Sätzen nach. [...] Der Alzheimer hat mich aufgefressen.[34]

Die Bilder häufen sich, Bildbereiche durchkreuzen sich. Ungegenständliches kommt hinzu: zum Beispiel „ein Grün", das auf Glücksmomente verweist, die auch in der Gegenwart aufscheinen. Die metaphorisch-parabolischen Sprachmuster wahren auch hier die Paradoxie von „einst" und „jetzt". Noch deutlicher als die früheren Notizen zeigt dieser Brief, wie er Schreiber und Adressatin in ein und demselben Sprachereignis versammelt. „Lied", „Jammer" und die „stolprigen Sätze" werden zu Symbolen für die vielfältigen Facetten ihrer Kommunikation.

2.2 Zum Wort kommen

Die herausfordernde Erfahrung, dass Betroffene mit fortschreitender Krankheit ihre im Laufe des Lebens ausgebildete, erprobte und angeeignete Sprache aufgeben müssen, scheint als zentrales Thema in vielen Selbstzeugnissen auf. So heißt es etwa bei Richard Taylor: „Mit der Alzheimer-Krankheit leben: [...] Es bedeutet, dem Gespräch von Freunden zuzuhören und keine Ahnung zu haben, wovon sie reden, weil sie so schnell und gleichzeitig sprechen, dass ich der Unterhaltung nicht folgen kann."[35]

Ähnlich ist es auch im Fall von Gustav. In der Rückschau wird für seine Frau nicht die Diagnosestellung zum narrativen Ausgangspunkt, sondern die Situation während eines Vortrags: Gustav, bisher ein begnadeter Redner, vergaß, was er schon gesagt hatte, wiederholte sich und blätterte verwirrt im Manuskript. Nach diesem einschneidenden Erlebnis habe sich Gustav „nie mehr an ein Vortragspult oder auf eine Kanzel" gewagt.[36] Die Szene wird zur Schlüsselszene, hat Symbolcharakter. Man wird aufmerksam auf das Problem, das auch Gustav mehrfach artikuliert. So spricht eine frühe Notiz davon, wie sehr er darunter leidet, dass ihn

34 Ebd., 19 f.

35 Richard Taylor, Alzheimer und Ich. Leben mit Dr. Alzheimer im Kopf (Bern: Huber, 2008), 204.

36 Schäubli-Meyer, Ich habe Alzheimer (s. Anm. 25), 5.

seine Krankheit, vor allem aber auch das kommunikative Umfeld verstummen lässt:

> Ich will, dass ihr mein Schweigen hört und nicht übertönt, ihr Peiniger! Ihr habt nichts anderes zu tun, als mich zu fördern, mir das Wort, das ich beim Sprechen nicht mehr finde, suchen zu helfen, die Namen. Die Abmachungen klaglos zehnmal hintereinander. Die Langweiligkeit, die ihr deshalb ausstehen müsst, ist leichter zu ertragen, als das Vergessen, das ich ertragen muss. Euer Überdecken ist viel blöder als mein Vergessen. Zum Schluss ist niemand blöd, wenn jeder zum Wort kommt.[37]

Dieser Zettel, den Anna auf Gustavs Schreibtisch findet, enthält einerseits Hinweise auf das schütter werdende Vokabular des Schreibers, andererseits einen Appell an sein soziales Umfeld, ihn in sprachlicher Hinsicht zu unterstützen. Ein linguistisches Zeichenmodell, wie es etwa Ferdinand de Saussure entwickelt hat, scheint im Hintergrund zu stehen, wenn Gustav vom Verlust der „Namen" und „Abmachungen" schreibt. Die eingeübte Arbitrarität und Konventionalität sprachlicher Zeichen büßen im Zuge der demenziellen Veränderungen an Selbstverständlichkeit ein, mit anderen Worten: Der erste, wörtliche Sinn wird brüchig.

Gustav leidet gemäß dieser Notiz allerdings nicht nur an Wortfindungsstörungen, Gesprächslücken und unfreiwilligem Schweigen. Er sieht diese Symptomatik vielmehr noch dadurch verstärkt, dass seine Kommunikationspartner unangemessen reagieren, ihn nicht hören und auf peinigende Weise übertönen. Sprache gilt ihm somit als wertvolles Medium, das Beziehungen knüpfen und aufrechterhalten lässt, gleichzeitig aber auch zu Ausgrenzung und Einsamkeit führen kann.

Zur ambivalenten Erfahrung und zum Verdikt, nur noch schweigen zu müssen, setzt der letzte Satz auf dem Zettel einen Gegenakzent: „Zum Schluss ist niemand blöd, wenn jeder zum Wort kommt." Dieser Satz ist im Ricœurschen Sinne symbolträchtig. Zwar kann er durchaus auch als Schluss-Satz auf dem Zettel verstanden werden, der Gustavs Aufruf, ihn auch zu Wort kommen zu lassen, nochmals mit einer allgemeinen Regel unterstreicht.[38] Dass Gustav die in der deutschen Sprache verfestigte Redensart, die tote Metapher „zu Wort kommen", mit dem bestimmten Artikel ergänzt („zum Wort kommen"), kann Zufall sein – oder aber ein Hinweis auf das besondere Gewicht, das das „Wort" für Gustav hat. Ein einziger zusätzlicher und unerwarteter Buchstabe vermag beim Gegenüber

37 Ebd., 10.

38 In diesem Sinn wird der Satz später im Bericht wieder aufgenommen (ebd., 12): „So stimmte Gustavs Satz, den er einmal geschrieben hatte: ‚Zum Schluss ist niemand blöd, wenn jeder zu Worte [sic!] kommt.'"

einen Interpretationsprozess anzuregen, der durch den idiomatischen Ausdruck hindurch nach einer tieferen Bedeutung sucht. Wie auch Erhard Weiher im Blick auf die symbolische Kommunikation von Kranken und Sterbenden mehrfach betont, kann die verborgene Wirklichkeit jedoch nicht restlos entschlüsselt werden.[39] Es muss offenbleiben, welche Sinnebenen im Wort „Wort" zum Klingen kommen: das Ideal einer individuellen, Identität stiftenden Sprache, die Utopie einer Kommunikation, die allen eine Chance gibt, oder sogar die biblisch-johanneische Vorstellung des göttlichen Logos, wie sie einem Theologen wie Gustav geläufig sein könnte – und dem Satz („Zum Schluss ...") sogar eine verheißungsvoll-eschatologische Note verleihen würde.

2.3 Schreiben und Weinen

Fünf Jahre nach der Diagnoseeröffnung hat Gustav seinen letzten Brief geschrieben, wieder einen Geburtstagsbrief an Anna. Er drückt darin aus, wie sehr er um Worte ringt und wie schwer ihm das Schreiben fällt. Und dennoch ist das zentrale Anliegen des Briefes, das einer Liebeserklärung, unmissverständlich:

> Du bist mir lieb, wie schwierig ich schreibe. Es muss ja nicht sagen wer ...
>
> Zum Beispiel: Wir haben eine schöne Fahrt gemacht, so weiter, weiter, weiter dahin. Auf dem Blatt die Weite und der weite ... See. Wasser. Bin froh Du bist meine Anna, Liebe, es geht nicht mehr. Alles ist seltsam. dahin, dahin
>
> ...
>
> Ich möchte Dir einen... ich kann es kaum. Vielleicht weinen wir miteinander.
>
> Wir haben viel geschrieben, ich schreib es – besser als nichts. Wer denkt, dass ich so schreibe, ich schreibe so.
>
> Du weinst und ich auch. Aber es ist besser, wenn du und ich weinen und schreiben besser als nichts.[40]

Das Verb „schreiben" kommt insgesamt sechsmal vor. Auf unterschiedlichen Ebenen reflektiert der Brief den Prozess, der ihn hervorbringt. Zwar liefert er auch die sachlichen Informationen, dass Gustav schreibt und dass ihm die Textproduktion größte Mühe bereitet. Darüber hinaus wird das Schreiben aber zu einem Akt der Selbstvergewisserung: „Wer denkt, dass ich so schreibe, ich schreibe so." Ähnlich schreibt Richard Taylor im Buch *Alzheimer und Ich* in Überwindung des cartesianischen Grundsatzes: „Schreiben wurde mir zur Bestätigung, mein

39 Zur Gefahr des zu schnellen „Hineindeutens" vgl. Weiher, Das Geheimnis des Lebens berühren (s. Anm. 18), 83 ff. u. a. Vgl. auch den Beitrag von Erhard Weiher in diesem Band.

40 Schäubli-Meyer, Ich habe Alzheimer (s. Anm. 25), 26.

Schreiben bestätigt mich. Manche Leute glauben an den Satz: ‚Ich denke, also bin ich.‘ Ich schreibe, also bin ich."[41] Autobiografische Zeugnisse von Menschen mit Demenz belegen auf eindrückliche Weise, dass Schreiben gerade auch in der Grenzsituation von Sprach- und Erinnerungsverlust eine würdigende Vergegenwärtigung wichtiger Lebensereignisse und Klärung zentraler Werte ermöglicht. Schreiben ist „besser als nichts", wie Gustav zweimal betont. Über Jahre hinweg gelingt es ihm, die eigenen sprachlichen Kompetenzen als kreative Ressource der Krankheitsbewältigung zu nutzen. Später, als seine Schrift unleserlich wird, bittet er seine Frau, seine Gedanken und Gefühle aufzuschreiben. Sowohl die eigenen Notizen als auch die Diktate stehen im Spannungsfeld zwischen Selbstbestimmtheit und bewusst angenommener Abhängigkeit, das auch der Gerontologe Andreas Kruse für die zentrale Herausforderung des Alters, insbesondere des Lebens mit Demenz hält.[42]

Neben dem identifikatorischen Moment hat der Akt des Schreibens für Gustav also auch eine dezidiert soziale Komponente. Zum einen gilt es ihm als Symbol für die gemeinsame Geschichte („Wir haben viel geschrieben"), zum andern wird es eng mit der nonverbalen Ausdrucksform des Weinens verbunden. Schreiben und Weinen werden gleichermassen Signale der gemeinsamen Trauer, Entwürfe in die ungewisse Zukunft hinein. Auch wenn Gustavs Notizen an verschiedenen Stellen aufzeigen, wie schwierig es für ihn ist, die Rollenverschiebungen zu akzeptieren, welche die Krankheit Anna und ihm als Ehepaar aufzwingt, kommt ihre Gemeinschaft hier als tragender Wert zum Ausdruck: Miteinander weinen und miteinander von einem nachdrücklich betonten „Du und ich" schreiben zu können, ist „besser als nichts".

Wie sehr die verschiedenen Dimensionen der gemeinsam erlebten Vergangenheit, der von Trauer geprägten Gegenwart und der hoffnungsvollen Gewissheit des Für-einander-Daseins das Sprachgefüge des letzten Briefes durchdringen, zeigt auch der vage Hinweis auf eine „schöne Fahrt". Eine kurze Reminiszenz entwirft das Bild eines weiten Sees, das sich mit der „Weite" auf dem Blatt – vielleicht dem Papierbogen, den Gustav gerade beschreibt – überlagert. Erinnerung und Gegenwart verschwimmen im Vollzug des Schreibens und führen zur schmerzlichen Erkenntnis: „es geht nicht mehr. Alles ist seltsam. dahin, dahin".

Von solchen Stellen im letzten Geburtstagsbrief angeregt, beschliesst Ruth Schäubli-Meyer alias Anna nach dem Tod ihres Mannes, dem Bericht Gedichte

---

41 Taylor, Alzheimer und Ich (s. Anm. 35), 26.

42 Vgl. z. B. Andreas Kruse, Menschenbild und Menschenwürde als grundlegende Kategorien der Lebensqualität demenzkranker Menschen, in: Thomas Rentsch und Morris Vollmann, Hg., Gutes Leben im Alter. Die philosophischen Grundlagen (Stuttgart: Reclam, 2012), 233–251.

beizufügen, die er „früher an sie gerichtet hatte".[43] In einem dieser Texte ist zu lesen:

> Hitze, Sentiment, kein Dazwischen,
> nur Wasser das rauscht, nur Stürme die tosen
> oder Seen die gähnen.
> Kein herzliches Rufen und Werben
> und Schreien und Verzehren.

Die von Anna erzeugte und angeregte intertextuelle Verknüpfung zeigt eindrücklich, wie sprachliche Symbole bei den Leserinnen und Lesern über die wörtliche und biografisch-individuelle Bedeutung hinaus, Suchprozesse in Gang setzen können, die sich an bekannten Erlebnissen und weiteren Texten orientieren und interpretatorische Bezüge eröffnen. Die schriftlich notierte Reminiszenz der „schönen Fahrt" zu einem See erhält durch die Verbindung mit dem ambivalenten See-Motiv im Gedicht etwas Abgrundtiefes und Beunruhigendes.

An diesem Beispiel kann auch gezeigt werden, wie der hermeneutische Prozess nicht nur den Briefschreiber und die Adressatin bewegt, das Symbol vielmehr eine Dynamik entfaltet, die auch auf alle anderen Leserinnen und Leser übergreifen kann. Wer beim Lesen den weiten See mit den untergehenden Erdteilen und Inseln aus einer frühen Notiz in Verbindung bringt, lässt – ohne dass damit alles erklärt wäre – beide Bilder in ein Verhältnis der gegenseitigen Interpretation treten.

3 Konsequenzen für die Spiritual Care bei Menschen mit Demenz

Im Zuge validierender und bedürfnisorientierter Ansätze in der Demenzpflege wird der Symbolcharakter von verbalen und nonverbalen Ausdrucksweisen allmählich bewusster wahrgenommen. Es wird darauf hingewiesen, dass auch auf sogenannt „herausforderndes Verhalten" nicht mit korrigierenden oder ausgrenzenden Massnahmen reagiert werden darf, sich hierbei vielmehr tragende Werte oder quälende Nöte als „verschlüsselte"[44] Botschaften einlagern können,

---

43 Schäubli-Meyer, Ich habe Alzheimer (s. Anm. 25), 61.

44 Vgl. z. B. Gunvor Sramek, Die Bedeutung von Symbolen in der „Sprache" demenzkranker Menschen, in: Marina Kojer und Martina Schmidl, Hg., Demenz und palliative Geriatrie in der Praxis. Heilsame Betreuung unheilbar demenzkranker Menschen (Wien: Springer, ^{2}2016), 19 – 25, hier 21.

die sämtlichen Dimensionen des Menschseins – das heißt körperlichem, emotionalem, sozialem oder spirituellem Erleben – entspringen können. Wie es jedoch gelingt, auf diesen Zweitsinn einzugehen, und was dabei für die Kommunikation zum Tragen kommt, muss im Anschluss an die untersuchten Textbeispiele nochmals genauer bedacht werden.

3.1 Hermeneutischer Vorbehalt

Betrachtet man den vielleicht bekanntesten symbolischen Ausdruck von Demenzbetroffenen, nämlich den Hinweis, „keine Heimat mehr zu haben“[45] beziehungsweise den Wunsch, „nach Hause gehen zu wollen/müssen“, so fällt auf, dass für dieses Phänomen, das in späteren Stadien von Demenz oft mit ruhelosem Umhergehen, dem sogenannten *wandering*, gekoppelt ist, viele verschiedene Erklärungsansätze vorliegen.[46] Auch Arno Geiger nimmt in der erzählerischen Auseinandersetzung mit der Demenzerkrankung seines Vaters leitmotivartig dessen Wunsch auf, nach Hause gehen zu wollen. Beinahe ebenso rastlos drehen sich die Gedanken des erzählenden Sohns um dieses sprachliche Symbol, das umso beunruhigender ist, als der Vater sich eigentlich in den eigenen vier Wänden befindet.[47] Mehrfach setzt der Erzähler zu einer Erklärung an, deutet den Wunsch einmal vor dem biografischen Hintergrund der traumatischen Kriegserlebnisse, führt ihn ein andermal auf die allgemeine Krankheitssymptomatik zurück.[48] Und an einer weiteren Stelle versteht er den Wunsch des Vaters, nach Hause zu

---

45 Vgl. Schäubli-Meyer, Ich habe Alzheimer (s. Anm. 25), 35: Gustav verknüpft diese Äußerung mit dem Hinweis auf die abgelaufene Zeit und die Vorstellung, bald sterben zu müssen.

46 Mit unterschiedlichen Deutungen dieses Phänomens befasst sich auch die praxisbezogene Darstellung von Mary Marshall und Kate Allan, „Ich muss nach Hause“. Ruhelos umhergehende Menschen mit einer Demenz verstehen (Bern: Huber, 2011), besonders 17–29; für eine Deutung aus der Betroffenenperspektive vgl. Bryden, Mein Tanz mit der Demenz (s. Anm. 30), 120 f.

47 Vgl. auch Christina Dehler, Vergessene Erinnerungen. Alzheimer-Demenz in Martin Suters *Small World* und Arno Geigers *Der alte König in seinem Exil* (Bamberg: University of Bamberg Press, 2013), 130 f.

48 Arno Geiger, Der alte König in seinem Exil (München: Deutscher Taschenbuch Verlag, ^{6}2015, 45: „Er muss sich im Lazarett geschworen haben, ein Leben lang zu Hause zu bleiben, sollte er jemals wieder dorthin gelangen [...].“; ebd., 13: „Ich erkläre es mir so, dass ein an Demenz erkrankter Mensch aufgrund seiner inneren Zerrüttung das Gefühl der Geborgenheit verloren hat und sich an einen Platz sehnt, an dem er diese Geborgenheit wieder erfährt.“

gehen, als existenzielles Grundbedürfnis, das mit der Widersprüchlichkeit des Lebens schlechthin zu tun hat.[49]

Eines kommt in den disparaten Erklärungsansätzen deutlich zum Ausdruck: Oft sind verschiedene Interpretationen möglich, die sich gegenseitig ergänzen, relativieren – und dadurch einseitige Festlegungen vermeiden. Die Erklärungen Arno Geigers zeigen zudem, dass Deutungen nicht nur mit denen zu tun haben, die das Symbol äußern, sondern auch mit denen, die es hören, lesen und interpretieren. Im „Grenzverkehr“[50] zwischen Innen- und Außenperspektive, zwischen Nicht-Verstehen, Verstehen-Wollen und (vielleicht) Verstehen, zwischen mündlicher Kommunikation und schriftlicher Auseinandersetzung lagern sich persönliche Erfahrungen und Lebensentwürfe, aber auch gesellschaftliche Rahmenbedingungen und öffentliche Diskurse in das Bild ein. – Und vielleicht bleibt dies auch im Fall der Symbolsprache von Menschen mit Demenz als schmerzliche Herausforderung unaufhebbar: das Paradox einer das Sprachsystem zerstörenden Symptomatik und der Erfahrung, dass Metaphern kreative und innovative Sprachprozesse auslösen und symbolische Kommunikation darauf drängt, eine tragende und sinnerfüllte Lebenswirklichkeit wiederherzustellen. An diesem Punkt, unter diesem hermeneutischen Vorbehalt, könnte eine demenzspezifische Spiritual Care ansetzen, die diesen Widerspruch ohne Flucht nach der einen oder anderen Seite auszuhält, weder nur sprachliche Defizite und kommunikativen Erklärungsnotstand sieht noch sich in der Annäherung an das Geheimnis auf Deutungen fixiert. Mitfühlendes Zuhören, Interpretieren und hermeneutisches Zweifeln gehören gleichermaßen zur Dynamik, die auch die Spiritual Care bewegt.

3.2 Gemeinschaft und Leiblichkeit

Eine weitere Stoßrichtung sei angedeutet: Gustav schreibt über seine sprachlichen Verluste, über die schmerzliche Erfahrung, im Gespräch schweigen zu müssen, und über sein Schreiben – und legt somit den Akzent auf den Vollzug des Schreibens. Wie seine Notizen und Briefe eindrücklich vor Augen führen, muss eine symbolsensible Spiritual Care einen Perspektivenwechsel vollziehen können, der über die semantischen Suchbewegungen hinaus die performativ-aktualen Aspekte von verbalen Äußerungen berücksichtigt.[51] Diese Verschiebung hat Fol-

49 Arno Geiger, Der schmale Grat, in: Klara Obermüller, Hg., Es schneit in meinem Kopf. Erzählungen über Alzheimer und Demenz (München/Wien: Nagel & Kimche, 2006), 15 – 22, hier 17.
50 Ebd.
51 Vgl. Lars-Christer Hydén, Storytelling in dementia. Embodiment as a resource, in: Dementia 12/3 (2013), 359 – 367, hier 360.

gen für die Wahrnehmung von sprachlichen Symbolen im kommunikativen Kontext: Sie deutet auf zwei Dimensionen hin, die für Menschen mit Demenz auch dann noch tragfähig sind, wenn diese über keine Möglichkeiten des verbalen Ausdrucks mehr verfügen.

Zum einen machen Gustavs symbolische Hinweise bewusst, wie sehr im Kontext fortschreitender Demenz jede Form der Artikulation eine gemeinschaftliche Angelegenheit ist. Das Doppelsymbol des Weinens und Schreibens im letzten Geburtstagsbrief beispielsweise entfaltet seine Wirksamkeit, indem „Du und ich" zwar unterschieden, beide aber im selben Prozess miteinander verbunden werden. Wie auch immer sich die Rollen im Kontext der Krankheit verschieben, auf der Ebene symbolischer Sprache halten sich Selbstbestimmtheit und gegenseitige Abhängigkeit die Waage. Diese Einsicht auf der Ebene der Performanz deckt sich mit empirischen Befunden, wie sie etwa von Lars-Christer Hydén und seinem Team in den letzten Jahren herauskristallisiert wurden. In seinen Studien beschreibt Hydén, wie Menschen mit Demenz und deren Angehörige Formen der sprachlichen *collaboration* bevorzugen und mit großer Virtuosität umsetzen.[52] Insofern bieten Symbole – ohne Anspruch, dass sie auf einer semantischen Ebene vollständig verstanden und geklärt sein müssen – performative Ausgangspunkte für eine verständnisvolle gemeinsame Sprache.

Zum anderen geben die untersuchten sprachlichen Symbole, insbesondere auch die Verbindung von Schreiben und Weinen, Hinweise auf die Korrelationen zwischen der verbal geäußerten Sprache und der Leiblichkeit ihrer Benutzer. Dadurch, dass sie ausgesprochen oder aufgeschrieben werden, kommt den Wörtern eine leibliche Komponente zu, die die Sprechenden und Schreibenden mit dem Raum verbindet, der sie umgibt. In der Interaktion mit anderen entsteht ein Raum der „Zwischenleiblichkeit"[53], der präreflexiv ist, aber Sinn generiert. Da die sprachlichen Symbole selbst durch leibhaftige Bildlichkeit ausgezeichnet sind, kommt ihnen im Blick auf die Kommunikation von und mit Demenzbetroffenen eine Schlüsselstellung zu: Sie unterstreichen die leibliche Dimension und deren Verlängerung in einen gemeinsam genutzten Kommunikationsraum. Demenziell

---

52 Vgl. Lars-Christer Hydén, Narrative collaboration and scaffolding in dementia, in: Journal of Aging Studies 25 (2011), 339–347. Den Gedanken, dass für Betroffene und deren Lebenspartner und Angehörige „narrative collaboration" wichtig wird, findet sich auch in Giovanni Maio, Den kranken Menschen verstehen. Für eine Medizin der Zuwendung (Freiburg im Breisgau: Herder, 2015), 196: „Das Verlagen, sich selbst zu verstehen, kann ohne Gegenüber nicht gestillt werden." Zur Angehörigenperspektive vgl. Mette Bergman et al., The meaning of living close to a person with Alzheimer desease, in: Medicine Health Care and Philosophy 19 (2016), 341–349.

53 Der Begriff stammt von Maurice Merleau-Ponty und ist eng verbunden mit dem heute geläufigeren Resonanzbegriff: vgl. z. B. Maio, Den kranken Menschen verstehen (s. Anm. 52), 200.

erkrankte Menschen richten sich je länger je weniger verbal kommunizierend auf andere aus, sondern über leibliche Artikulation. Insofern vermittelt das Symbolische zwischen verbaler und nonverbaler Kommunikation und weist darauf hin, dass den Betroffenen auch in späteren Stadien von Demenz Zeichen zur Verfügung stehen, um mit anderen zu interagieren und Aspekte des autobiografischen Gedächtnisses[54] aufrecht zu erhalten: „to physically enact and perform memories of past events, as well as making use of the conversational partners' semiotic and cognitive resources", wie Hydén in Bezug auf *embodiment* als Ressource anmerkt.[55] Damit könnten sprachliche Symbole in letzter Konsequenz auch zu einem Symbol dafür werden, dass das Leben einer Person nicht zu Ende ist, wenn die verbale Sprache mit ihren Metaphern und symbolischen Ausdrücken versiegt.

4 Zum Schluss: Text als *sýmbolon*

Am wortgeschichtlichen Ursprung des antiken Symbolbegriffs führte eine *destruktive Aktion*, das Zerbrechen des symbolischen Gegenstandes, zu einem *Bedeutungsgewinn* auf der inhaltlichen und kommunikativ-funktionalen Ebene: Wenn sich zwei Freunde für längere Zeit oder für immer voneinander trennten, zerbrachen sie beispielsweise ein Tontäfelchen, einen Ring oder Knochen und gingen mit je einem Bruchstück auseinander. Die nach unbestimmter Zeit wieder passgenau zusammengesetzten Symbol-Teile (*symbállein* = zusammenwerfen, zusammenfügen) manifestierten im Falle eines Wiedersehens der ursprünglichen Symbolträger, aber auch bei späteren Generationen die unsichtbare, fortwirkende Realität des im Gegenstand bewahrten Freundschaftsverhältnisses. Das Symbol als zerbrochenes und wieder zusammengefügtes Zeichen vermochte örtliche Trennung und zeitliche Distanz zu überbrücken, war eine Absicherung gegen eine ungewisse Zukunft und einen möglichen Erinnerungsverlust.[56]

So rudimentär dieser abschließende Hinweis auf die etymologischen Wurzeln auch ist und durch den vielgestaltigen weiteren Verlauf der Begriffsgeschichte ergänzt werden könnte, weist er doch abschließend nochmals auf Spannungs-

---

54 Zum Leibgedächtnis bei Demenz vgl. z. B. Thomas Fuchs, Das Leibgedächtnis in der Demenz, in: Andreas Kruse, Hg., Lebensqualität bei Demenz. Zum gesellschaftlichen und individuellen Umgang mit einer Grenzsituation im Alter (Heidelberg: Akademische Verlagsgesellschaft, 2010), 231–242.

55 Hydén, Storytelling in dementia (s. Anm. 51), 361. Vgl. auch Martin Moers, Leibliche Kommunikation, in: Pflege & Gesellschaft 17 (2012).

56 Vgl. z. B. Manfred Lurker, Wörterbuch der Symbolik, Stuttgart 1991, 719 f.

felder hin, innerhalb derer auch Symbole in der Sprache von Menschen mit Demenz ihre Wirkung entfalten.

(1) Zwar werden im Kontext einer demenziellen Erkrankung Wörter aus dem lexikalischen Gedächtnis gelöscht und die innerhalb eines Sprachsystems verbindlichen Sinnbezüge gekappt. Gustavs Fragmente zeigen jedoch, dass sowohl die Kreativität metaphorischer Ausdrücke als auch die Dynamik symbolisch generierter Sinnbezüge weiterhin bestehen bleibt. Indem über die naheliegende Bedeutung hinaus *Sinnpotential* wahrgenommen und von den verschiedenen Kommunikationspartnern geteilt wird, durchdringen sich in fragmentarischen Texten wie schon in den Bruchstücken des antiken Symbols *destruktive und kreative Perspektiven.*

(2) Die Metaphern und Symbole, mit denen sich Betroffene wie Gustav mit den Symptomen ihrer Krankheit auseinandersetzen, sind keine Momentaufnahmen, sondern Ausdruck von Veränderungsprozessen. Sie können einerseits in prospektiver Ausrichtung als *Entwürfe in eine ungewisse Zukunft* hinein generiert werden, können andererseits aber auch *Vergangenes im Erinnerungsbild bewahren* und gegenwärtig werden lassen. Aufgrund ihrer Bildlichkeit zeigen sie die Möglichkeit eines „verleiblichten" Gedächtnisses auf.

(3) Symbole werden von jeher miteinander geteilt und weisen somit über diejenigen hinaus, die sie generiert haben. In ihrer semantischen Offenheit und pragmatischen Gerichtetheit laufen generative Prozesse ab, wie sie als tragendes Element der Lebensgestaltung und Sinnfindung im höheren Lebensalter wahrgenommen und bis ans Lebensende als bedeutsam erachtet werden.[57] Wie die Verschriftlichung von Gustavs Krankheitsgeschichte in eindrücklicher Weise zeigt, bieten Texte über die mündliche Kommunikation hinaus vielfältige Möglichkeiten, diese *Generativität* umzusetzen, Dokumente zu hinterlassen, die fortwirken, auch wenn die Urheber sie nicht mehr lesen können. Diesen Aspekt hebt Ruth Schäubli-Meyer hervor, wenn sie begründet, warum Anna die mündlich geäußerten Gedanken ihres Mannes wörtlich notierte – und das heißt wohl auch: warum sie selbst seine Fragmente herausgibt: „Sie dachte, es sei gut, was er sagte", und sie wollte es aufschreiben, „um es später, wenn er nicht mehr da sein würde, wieder lesen zu können wie einen Brief".[58] Demnach können autobio-

---

57 Vgl. z. B. François Höpflinger, Generativität im höheren Lebensalter. Generationensoziologische Überlegungen zu einem alten Thema, in: Zeitschrift für Gerontologie und Geriatrie 35 (2002), 328 – 334. Für eine therapeutische Umsetzung bei Kranken im terminalen Stadium vgl. Harvey M. Chochinov et al., Dignity therapy. A novel psychotherapeutic intervention for patients near the end of life, in: Journal of Clinical Oncology 23 (2005), 5520 – 5525.

58 Vgl. Schäubli-Meyer, Ich habe Alzheimer (s. Anm. 25), 24.

grafische Zeugnisse als wirksame Erinnerungszeichen für Angehörige zu „Symbolen" werden, auch und gerade wenn sie fragmentarisch bleiben müssen.[59]

(4) Dabei müssen auch die Grenzen im Blick bleiben: Für Gustav bildete die Fähigkeit, sich in schriftlicher oder zumindest mündlicher Form verbal auszudrücken, das entscheidende Kriterium für Selbstbestimmung; mit dem Verlust dieser Fähigkeit hielt er auch den Moment für gekommen, sein Leben zu beenden.[60] Demgegenüber zeigt eine Hermeneutik im Sinne Ricœurs, dass sich eine hörende und die Symbole würdigende Haltung und ein zweifelnder, die Symbole durchdringender Blick gegenseitig ergänzen müssen. Gerade weil Texte zu heilsamen Symbolen des autobiografischen Selbst werden können, widerstreben sie immer auch Auffassungen, die nur der verbal vermittelten Sprache trauen. Die „Undurchsichtigkeit" der Symbole zeigt vielmehr Möglichkeiten auf, in frühen und mittleren Stadien einer Demenz den Übergang zu nonverbalen Ausdrucksweisen einzuüben und in pragmatischer Perspektive auf eine Kontinuität von Gemeinschaft und Leiblichkeit zu vertrauen. Denn die leibliche Interaktion mit anderen bleibt – vor dem Hintergrund individueller Lebensthemen und im Kontext des kulturell und religiös vermittelten, kollektiven Symbolschatzes – auch dann noch erhalten, wenn die verbale Sprache selbst mit ihren metaphorischen Ausdrucksmöglichkeiten verstummt. Somit können die Symbolsprache von Menschen mit Demenz und deren autobiografische Texte auch im Sinne einer *Verheißung* verstanden werden, die in eine ungewisse Zukunft hinein begleitet – bis zum Schluss, „wenn jeder zum Wort kommt".

---

59 Vgl. hierzu Andras Mauz und Simon Peng-Keller, Hg., Sterbenarrative. Hermeneutische Erkundungen des Erzählens am/vom Lebensende. Berlin: Walter de Gruyter [in Vorbereitung].

60 Vgl. Schäubli-Meyer, Ich habe Alzheimer (s. Anm. 25), 21. Der spannungsreiche Entscheidungsprozess, der zum assistierten Freitod mit Exit geführt hat, wird ausführlich geschildert (vgl. ebd., 14–17, 20).

Kathrin Hillermann / Dietrich Niethammer

Bilder sterbender Kinder

Symbolische Kommunikation aus kunsttherapeutischer Sicht

Denken Kinder überhaupt über den Tod oder eventuell sogar über das eigene Sterben nach? Der große Sigmund Freud hat in der Traumdeutung 1913 geschrieben, „dass die Vorstellung des Kindes vom ‚Totsein' mit der unsrigen (d. h. der der Erwachsenen) das Wort und dann nur wenig andres gemein hat. Das Kind weiß nichts von den Gräueln der Verwesung, vom Frieren im kalten Grab, vom Schrecken des endlosen Nichts, das der Erwachsene, wie alle Mythen vom Jenseits zeugen, in seinen Vorstellungen so schlecht verträgt."[1] Diese Formulierung sagt natürlich auch einiges über Freuds eigene Gefühle aus. Und weiter schreibt er: „Die Furcht vor dem Tod ist ihm [dem Kind] fremd, darum spielt es mit dem grässlichen Wort [...]. Gestorben heißt für das Kind [...] soviel als ‚fort sein', die Überlebenden nicht mehr stören. Es unterscheidet nicht, auf welche Art diese Abwesenheit zustande kommt, ob durch Verreisen, Entlassung, Entfremdung oder Tod".[2]

Der ebenso berühmte Schweizer Entwicklungspsychologe Jean Piaget hat in den 1920er Jahren ein Stufenkonzept für die Entwicklung aufgestellt, nach dem erst während der Pubertät Kinder in der Lage sind, Konzepte über den Tod zu entwickeln, die erst allmählich denen der Erwachsenen ähneln.[3] Beide Wissenschaftler haben mit ihren Vorstellungen die Haltung über das Denken der Kinder bis in das letzte Quartal des 20. Jahrhunderts geprägt durch ihre orthodoxe psychoanalytische Theorie, dass sich Vorstellungen über den Tod erst nach adäquater Auflösung der ödipalen Phase entwickeln können. Und ohne Zweifel sind die Kinderärzte diesen Vorstellungen lange bereitwillig gefolgt, wohl unter anderem auch, weil ihnen dadurch die Auseinandersetzung über die Themen Sterben und Tod mit den kranken Kindern erspart wurde, Themen, die ihnen ja selber Angst machten.

Wenn Freud und Piaget und viele andere nach ihnen mit ihren Vorstellungen Recht gehabt hätten, wäre unser Beitrag in diesem Band ohne Zweifel fehl am Platz, weil es dann bei diesem Thema nur um Erwachsene gehen würde. Dem ist aber nicht so. Das soll im ersten Abschnitt gezeigt werden, der über unser heutiges Wissen über das Denken von Kindern in Bezug auf Sterben und Tod berichtet. Im

1 Sigmund Freud, Die Traumdeutung, Frankfurt a. M.: Fischer, 2009, 261.

2 Ebd. 261 f.

3 Jean Piaget, Sprechen und Denken des Kindes, Düsseldorf: Schwann, 1972.

DOI 10.1515/9783110532524-005

Anschluss daran wenden wir uns dann Bildern von Kindern zu, die wir in ihrer letzten Lebensphase begleitet haben.

1 Kindliche Zugänge zu Sterben und Tod (Dietrich Niethammer)

Zu Beginn der 1970er Jahre, als ich meine Ausbildung zum Kinderarzt begann und auch anfing, krebskranke Kinder und Jugendliche zu behandeln, von denen damals mehr als 80 % starben, wurde uns beigebracht, dass man niemals den Kindern die Diagnose ihrer lebensbedrohlichen Erkrankung mitteilen und zu ihnen etwas über die Prognose sagen dürfe. Und schon gar nicht dürfe man mit ihnen über Sterben und Tod reden – auch wenn sie selber danach fragen sollten. Das Ergebnis war, dass zumindest manche kranke Kinder versuchten, durch Fragen ihre Situation zu ergründen, aber bald das Fragen einstellten, weil sie merkten, dass sie keine ehrliche Antwort bekamen oder wir ihnen auswichen. Dieses Verhalten wurde von den Ärzten dann fälschlicherweise als Bestätigung dafür genommen, dass die Kinder wirklich nicht über diese Themen nachdenken. Die Folge war aber, dass viele Kinder immer schweigsamer wurden und manche von ihnen überhaupt mit niemandem mehr sprachen – nicht einmal mit ihren eigenen Eltern.

Mitte der 70er Jahre machte mir die Begegnung mit einem 12-jährigen Mädchen klar, dass diese Art des Vorgehens falsch war. Sie hatte von ihrer lebensbedrohlichen Erkrankung durch Zufall erfahren. Sie war mir durch ihr plötzlich aufgetretenes verstörtes Verhalten aufgefallen, für das ich zunächst keine Erklärung hatte. Sie hatte inzwischen nachgelesen und festgestellt, dass Ihre Krankheit mit Sicherheit zum Tode führen würde. Als sie mir das erklärte, war plötzlich alles klar. Erst als ich ihr deutlich machen konnte, dass das nicht unbedingt der Fall sein würde, und ihr versprach, sie in Zukunft immer ehrlich zu informieren und nicht mehr zu lügen, änderte sich ihr Verhalten und wir führten viele Gespräche über ihre Sorgen und Ängste.

In der Folgezeit stellte ich fest, dass es sich dabei um keinen besonderen Einzelfall handelt, sondern dass sich alle Kinder ab dem Alter von etwa drei Jahren intensiv mit ihrer Krankheit und deren Folgen auseinandersetzten. Die Konsequenz war, dass wir bald alle unsere Patienten über die Natur ihrer Krankheit und deren möglichen Folgen aufklärten. Und sehr bald gingen wir auch dazu über, ihnen zu versprechen, ihnen immer alles mitzuteilen, was sie beträfe, auch wenn es schlimme Nachrichten wären, und wir niemals lügen würden. Die Folge dieses Vorgehens war, dass wir den Kindern auch mitteilten, wenn es keine kurative

Behandlungsmöglichkeit gab, sie also sterben mussten. Zu unserer Überraschung waren sie sich oft schon längst über ihre Situation im Klaren. Diese Vorgehensweise, die sich inzwischen mehr und mehr als Standard nicht nur bei uns eingebürgert hat, brachte es mit sich, dass es keine schweigenden Kinder mehr gab, sondern der Dialog mit ihnen oft erst kurz vor ihrem Tod aufhörte. Und so erfuhren wir von den Kindern, was sie dachten, wovor sie Angst hatten und worüber sie sich Sorgen machten.

Das ist der Hintergrund, vor dem Kathrin Hillermann ihrer Arbeit als Kunsttherapeutin an der Klinik für Kinder- und Jugendmedizin der Universität Tübingen seit 1988 nachgeht. Der beschriebene Paradigmenwechsel macht es möglich, einen offenen Austausch mit den Kindern über ihre gestalterischen Aktivitäten zu führen. Kinder sind gerne kreativ, nicht nur durch Malen, sondern auch im Erzählen von Geschichten. Nicht selten enthalten ihre Bilder oder Geschichten Symbole oder Botschaften, die viel über ihr momentanes Denken oder die Einschätzung ihrer eigenen Situation aussagen. Aber wir sollten vor einer Interpretationssucht hüten. Die Bilder können auch einfach aus der Lust am Gestalten entstehen. Auf jeden Fall können sie als Ausgangspunkt für einen Dialog dienen, bei dem das Kind dann den Gesprächspartner selber zu dem führt, was es beschäftigt oder bedrückt. Vielleicht müssen wir in der Diskussion dann auch die Frage stellen, wie weit die Kinder in ihren Darstellungen Symbole benötigen, wenn sie gelernt haben, dass ihre Gesprächspartner ehrlich sind und ihnen nicht ausweichen.

Bevor wir uns den Bildern zuwenden, seien hier Geschichten von zwei Kindern erzählt. Die erste Geschichte macht deutlich, dass schon sehr kleine Kinder sich sehr viel Gedanken über ihre Erkrankung und deren Folgen machen und schon viel wissen. Der 4-jährige Andreas hat keine Geschichte erzählt. Trotzdem hat er durch seine Äußerungen sehr deutlich gemacht, was er wusste und dachte, so dass sich eine Kommentierung erübrigt. Er war an einem bösartigen Tumor erkrankt, dessen Behandlung zunächst ganz nach Plan verlief. Während der Behandlungszeit hatte er Freundschaft mit zwei etwa gleichaltrigen Kindern geschlossen, die beide sterben mussten, was er erfahren hatte. Die Fahrt in die Klinik nach Tübingen führte von seinem Wohnort immer an der Burg Hohenzollern vorbei. Und jedes Mal sprach er dann von seinen gestorbenen Freunden, die nun auf der Burg seien. Als eines Tages die Eltern vorschlugen, doch auch einmal auf die Burg zu fahren, lehnte er das vehement ab. Die Zeit ging ins Land und die Kontrollen ergaben keinen Hinweis auf das Wiedererscheinen des Tumors. Doch dann, eines Tages beim Passieren des Berges mit der Burg, stellte Andreas nach Aussagen der Eltern sachlich fest, dass er nun bald auch auf die Burg gehe. Voller Panik kamen die Eltern mit Andreas in die Klinik, denn sie hatten verstanden, was Andreas' Aussage bedeuten konnte. Und in der Tat fanden wir bei der Untersuchung Hinweise auf das Wiederwachsen des Tumors, der jetzt nicht mehr beherrschbar war, so dass Andreas nach wenigen Wochen seinem Leiden erlag.

Die zweite Geschichte handelt davon, dass sich schon Kinder Gedanken darüber machen, ob man sie nach ihrem Tod vergessen wird. Der 8-jährige Peter wusste, dass alle Mittel gegen seine Leukämie ausgereizt waren und dass er bald sterben musste. Eines Tages bat er seine Mutter, seinen fünf Geschwistern zu ihrem Geburtstag jeweils ein Geschenk von ihm zu kaufen. Dazu sollte sie das Geld auf seinem Sparkonto verwenden, das er während seiner Krankheit geschenkt bekommen und auf dem Sparkonto angesammelt hatte mit dem Ziel, später davon eine Reise zu finanzieren. Er wusste ja nun, dass diese Reise nicht mehr stattfinden würde. Die Mutter versprach ihm, diesen Wunsch zu erfüllen. Doch einige Tage später kam er voller Schrecken zu ihr, weil ihm aufgegangen war, dass irgendwann das Konto erschöpft sein würde. Da versprach ihm die kluge Mutter, dass sie weiterhin regelmäßig sein Taschengeld auf dieses Konto einzahlen würde. Und so hatte Peter wenigstens die Gewissheit, dass seine Geschwister wenigstens an ihrem Geburtstag an ihn denken würden.

2 Bilder sterbender Kinder (Kathrin Hillermann)

Die in diesem Abschnitt vorgestellten Bilder sterbender Kinder sind innerhalb des kunsttherapeutischen Angebots entstanden, das in die Tübinger Klinik für Kinder- und Jugendmedizin integriert ist. So wie die meisten Stellen in Deutschland für Kunst- oder auch Musiktherapie in der Pädiatrischen Onkologie ist auch meine 50 %-Stelle seit 1988 von Spendengeldern finanziert, im vorliegenden Fall vom Tübinger Förderverein für krebskranke Kinder. Die Kliniken selbst haben hierfür keine Stellenkapazitäten. Die zur Verfügung stehenden 20 Stunden pro Woche verteile ich auf drei Arbeitstage. Die Kunsttherapie ist eingebunden in das psychosoziale und pädagogische, sowie das medizinisch-pflegerische Team. Wir haben gemeinsame Visiten, Teambesprechungen und Supervision. Leider steht mir kein separater Atelierraum zur Verfügung. Ich fahre mit einem Wagen, der Fächer und Schubladen für Materialien hat, zu dem jeweiligen Kind oder Jugendlichen ins Zimmer. Je nach Befindlichkeit des Patienten, arbeiten wir am Bett oder am Tisch im Patientenzimmer. Zu bestimmten Zeiten kann ich auch die Elternküche oder das Spielzimmer nutzen. In der Regel arbeite ich mit einem Patienten alleine. Meine Aufgabe dabei ist u. a., in dem meist sehr bewegten Klinikalltag, einen „geschützten Raum“ herzustellen, in dem überhaupt Kunsttherapie stattfinden kann. Bei allen Patienten ab etwa 4 Jahren stelle ich mich – möglichst zu Beginn des Klinikaufenthaltes – bei ihnen und ihren Eltern mit meiner Angebot vor. Ob und ab wann und wie häufig dann eine Begleitung beginnt und verläuft ist höchst individuell. Alle Bilder, die ich im Folgenden vorstelle sind mit einer Ausnahme in diesen Einzelstunden entstanden. Die Kinder und Jugendlichen wählen das Material sowie den Inhalt ihres Bildes in den jeweiligen Stunden selbst. Die so entstandenen Bilder bewahre ich für jedes Kind oder Jugendlichen in einer Mappe auf, die sie, wenn sie es möchten, am Ende der Therapie mit nach Hause nehmen.

Im Folgenden sollen eine Reihe Bilder von Kindern und Jugendlichen vorgestellt werden, die sterben mussten. Meine begleitenden Beschreibungen mögen Brücken zum Verständnis sein und einen Zugang zu den einzelnen Prozessen und Bildinhalten ermöglichen. Sie sind inhaltlich weder erschöpfend noch vollständig. Ich habe vieles gelernt und erfahren in Ausbildung, Weiterbildung und Berufsleben über Eindruck und Ausdruck, über die Entwicklungsstufen in Kindheit, der Adoleszenz und die darüber hinaus; über Farben, Formen, Bildinhalte und Symbolik, über Kreativität, über seelische Befindlichkeiten, ebenso über künstlerische, psychische und über Beziehungsprozesse und manches auch über Krankheiten, das Gesundsein, das Abschiednehmen, das Sterben und das Trauern. Dies war und ist notwendig und sinnvoll. Und dieses Lernen hört nicht auf. Trotzdem scheint mir ein Vergessen, oder zumindest ein Versinken des Wissens einzutreten, wenn ich mich auf die Begleitung eines Kindes oder Jugendlichen einlasse. Vermutlich gibt es dieses Phänomen in vielen Begleitprozessen. Mir scheint es jedoch in der Beziehung mit Schwerkranken besonders intensiv einzutreten. Vielleicht hat es auch damit zu tun, dass diese Menschen einen Weg beschreiten, den sie mir vorausgehen. Diese Zeugenschaft ist bei aller Professionalität immer auch ein Geschenk und nicht planbar. Eine Haltung, möglichst frei von festen Vorstellungen und Erwartungen, was jetzt dran ist oder was zu passieren hat, scheint mir förderlich. Das wichtigste Instrument ist das aufmerksame Wahrnehmen dessen, was im Prozess des Malens und Zeichnens geschieht und dabei entsteht.

Auch wenn es auch im Sterben und Abschiednehmen Wiedererkennbares gibt, hat jeder Mensch, und sei er noch so klein oder jung, diesen Weg auf seine eigene Weise zu bewältigen. Um die Begleitung dieses jeweils einzigartigen Prozesses geht es bei einer kunsttherapeutischen Begleitung. Manchmal ist es, als würde dieser Weg sich gerade beim Malen ins Bild und damit ins Leben träumen. Der Zeitpunkt, in dem eine kurative Therapie nach ärztlichem Ermessen nicht mehr möglich scheint und eine palliative Begleitung beginnt, ist ebenfalls von höchst individuellen Momenten geprägt. Selten befinden sich alle Betroffenen gleichzeitig an diesem Punkt. Das prägt auch die kunsttherapeutische Begleitung. In manchen Fällen besteht eine schon über mehrere Jahre gewachsene Beziehung. Es ist aber auch denkbar, dass ein Patient gerade jetzt erstmals überhaupt malen möchte. Möglicherweise hatte sich der Krankheitsverlauf, der Lebenslauf, das

Schicksal des Kindes oder des Jugendlichen in den Bildern schon viel früher angedeutet, thematisiert und vorbereitet. Das belegen die Bilder, die im Folgenden vorgestellt werden sollen. Sie stammen von sechs Kindern, die ich selbst über eine kürzere oder längere Zeit begleitet habe.

Christoph

Beim ersten Bild, das ich vorstellen möchte, handelt es sich um eine Bleistiftzeichnung von Christoph (Bild 1). Er war 10 Jahre alt, als er an einem Knochentumor erkrankte und in die Tübinger Klinik zur Behandlung kam. „Die Ärzte haben mir gesagt, dass ich, wenn er nicht behandelt werden würde, an dem Tumor sterben muss", berichtete er mir bei unserer ersten Begegnung. Das Bild begann er während seines ersten stationären Aufenthaltes. An den zwei folgenden Terminen malte er daran mit großer Hingabe weiter. Dann jedoch nicht wieder, obwohl ich ihm das Bild lange Zeit in die darauffolgenden Stunden mitbrachte. Auf dem Bild sehen wir die Welt so, wie Christoph sie real erlebte und erfuhr. Er war ein Junge, der am liebsten draußen spielte und möglicherweise Baumhäuser baute. Durch seine schwere Erkrankung wurde er in dieser gesunden Entwicklung zutiefst er-

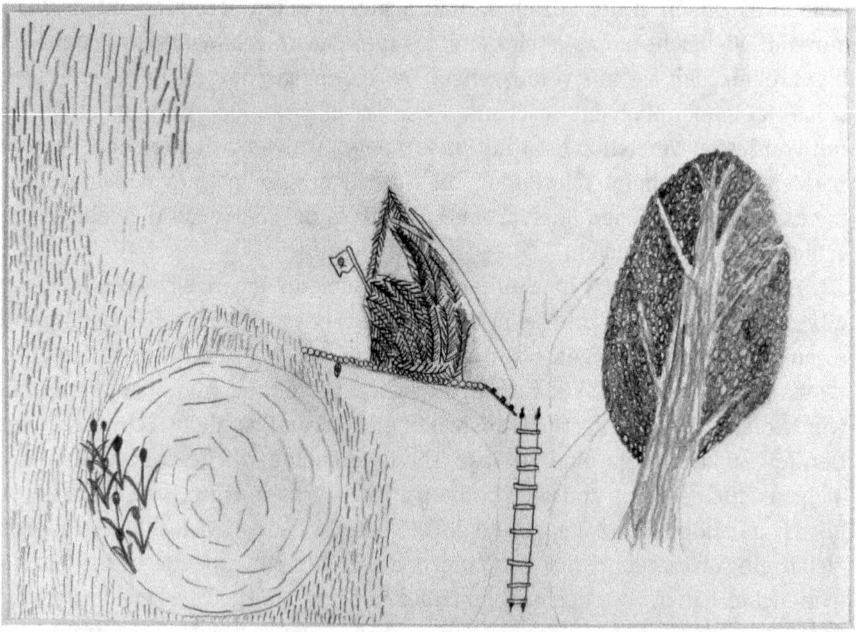

Bild 1

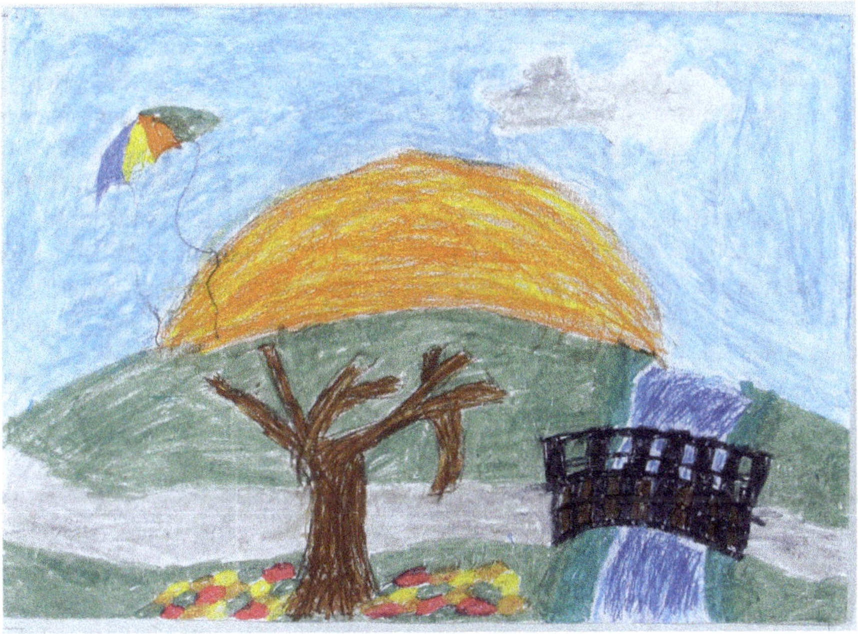

Bild 2

schüttert. Sein „Lebens-Baum“ steht wie angedacht und verbleibt unvollendet. Der Ast, auf dem das Baumhaus sorgfältig mit Reisig bedeckt gebaut worden war, wurde schon abgesägt. Trotzig weht die Piratenflagge. Christoph war ein Kämpfer!

Im linken unteren Quadranten – nach Susan Bach[4] der Bereich des Unbekannten und des Dunklen, aber auch des Ursprungs – liegt ein Teich. Mit konzentrischen Kreisen ist die Wasseroberfläche angedeutet. Wir wissen nicht, ob es der Wind ist, ob etwas ins Wasser hineingefallen ist oder etwas hinauf steigt. Er wirkt, in dem sonst so unfertigen Bild, wie ein Ort der Meditation. Das Vollständige, Heile und Unendliche wird durch den Teich auch im Unfertigen des Bildes spürbar und sichtbar. Neun Rohrkolben wachsen am Ufer und neun Sprossen hat die Strickleiter. Es verbleiben Christoph 9 Monate seiner Lebenszeit. Und 9 Monate dauert eine Schwangerschaft, bis ein Mensch geboren wird.

Aktiv setzt sich Christoph in dieser Zeit in vielen weiteren Bildern mit seinem Schicksal auseinander und erreicht eine für einen 10-jährigen Jungen erstaunliche

4 Susan Bach, Das Leben malt seine eigene Wahrheit. Über die Bedeutung spontaner Malereien schwerkranker Bilder, Einsiedeln: Daimon, 1995.

seelische Reife, die auch in seinem letzten Bild sichtbar wird (Bild 2). Das Bild hat Christoph kurz vor seinem Tod zu Hause gemalt. Soweit ich es erinnere, war es ein Geschenk für seine Großmutter. Das Bild ist fertig. Das Bild ist farbig. Es ist Herbst. Der Baum hat seine Blätter verloren. Noch in all ihrer Farbigkeit liegen sie unter dem Baum. Der Drache, ein Lenkdrache, ausgemalt mit den vier Grundfarben, hat sich losgerissen, wurde losgelassen. Die Sonne glüht und ist schon halb hinter dem Berg versunken. Eine dunkle Wolke, die Regen-Tränen bringen wird, nähert sich. Der Lebensweg, in der Bilddynamik von links nach rechts verlaufend, wird durch den „Lebensfluss“ gekreuzt, um – durch eine Brücke überwunden und wieder verbunden – weiter zu verlaufen. Bei allem Abschiedlichen und Traurigen des Bildes ist es auch ein Bild von Hoffnung und Einwilligung.

Vanessa

Mit Vanessa, einem 14-jährigen Mädchen, habe ich nur wenige Male gemalt. Sie war an einer Leukämie erkrankt. Gleich zu Beginn ihrer Behandlung, kurz vor Weihnachten, malten wir das erste Mal (Bild 3). Sie wählte Pastellkreiden und malte mit ihnen zwei von der Bildmitte ausgehende Spiralen: Die Spirale links herum in Blautönen, die Spirale rechts herum im Grüntönen. Die Spirale ist uns vertraut als ein Symbol des Lebens, des Lebenslaufes, des Wachsens und Wandels

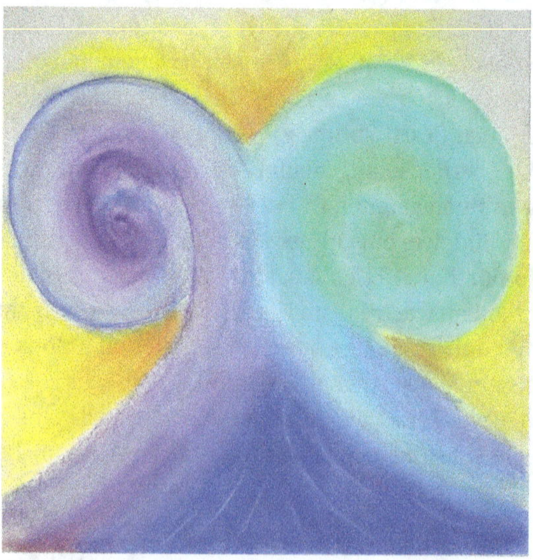

Bild 3

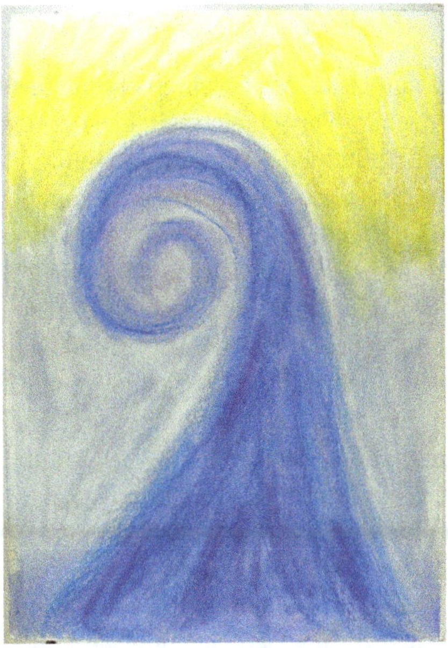

Bild 4

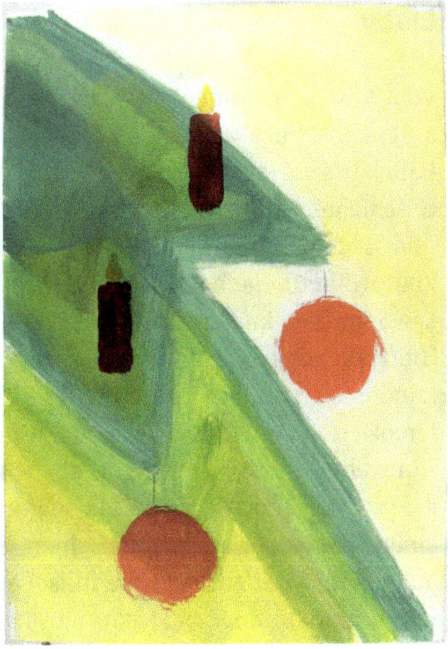

Bild 5

und als dynamische Verbindung des Anfangs und des Endes des Lebens. Es lassen sich zwei Spiralformen unterscheiden, beide wurden von Vanessa gemalt: „Von der Mitte ausgehend bezeichnet die linksdrehende Spirale, als sich einrollende, den Weg zurück zum Ursprung, zum Mutterleib und auch zum Tod. Die rechtsdrehende Spirale stellt als sich aufrollende die Entfaltung zu Leben und Zukunft [...] dar."[5] Dies unterstreicht Vanessa auch durch die Wahl ihrer Farben. Erst im folgenden Sommer malen wir wieder. Vanessa wählt, wie schon in ihrem ersten Bild Pastellkreiden (Bild 4), für ein weiteres jedoch Acrylfarben (Bild 5) und für beide ein deutlich größeres Format. Das erste Bild stellt eine blaue, sich nach links eindrehende Spirale dar. Auf einem zweiten Bild entsteht, für Vanessa selbst überraschend, der Ausschnitt eines Christbaumes. Zwei Äste mit zwei Kugeln und zwei Kerzen sind darauf zu sehen. Es ist Sommer und in Verbindung mit der „übriggebliebenen" Spirale beunruhigt mich dieses Bild. Medizinisch deutete zu diesem Zeitpunkt nichts auf einen ungünstigen Verlauf. Im Herbst dann kam es unter Therapie zu einem Progress und Vanessa starb mit 15 Jahren am 27. Dezember kurz nach dem zweiten Weihnachtsfest seit Beginn ihrer Erkrankung.

---

5 Ingrid Riedel, Formen. Kreis, Kreuz, Dreieck, Quadrat, Spirale, Stuttgart: Kreuz, 1985, 115.

Lisan

Vom Abschiednehmen erzählen die Bilder von Lisan. Mit 12 Jahren erkrankte sie an einem Ponsgliom, an dessen zerstörerischem Fortschreiten sie etwa eineinhalb Jahre später sterben musste. Über ihre Empfindungen schrieb sie berührende Geschichten und Gedichte. Sie wollte Bäuerin werden, viele Kinder bekommen und als leidenschaftliche Reiterin vermutlich Pferde züchten, die sie gerne auch malte (Bild 6). Nach links, über den Krebs hinweg, versucht ihr Pferd zu springen. Die Sonne ist im Untergang und dunkle Wolken ziehen auf. Auch im nächsten (Bild 7) versinkt die Sonne, der Himmel verglüht rot und violett und die Dunkelheit kündigt sich an. Ein Baum in all seiner Schönheit steht mit ausgebreiteten, differenzierten Arm-Zweigen an der Grenze zwischen Land und Meer, zwischen Himmel und Erde. Es scheint, als wolle er jeden verbleibenden Lichtstrahl und jede verbleibende Wärme des Lebens in sich aufnehmen. Es ist eine Landschaft die einen Übergang darstellt und einen Horizont eröffnet. Hier, wo Land und Meer aufeinander treffen, sind die irdischen Elemente besonders ursprünglich zu erfahren und zu erleben. Lisan musste erfahren, wie durch die Zerstörung ihres Gehirns nach und nach ihre Fähigkeit zu laufen, zu sitzen, zu sprechen und zu sehen verloren gingen. Trotz alledem, immer, wenn ich an Lisan denke, fällt mir die Freude ein, ihre starke Lebensfreude, die sie trotz ihres äußerst schweren Krankheitsverlaufs ausstrahlte.

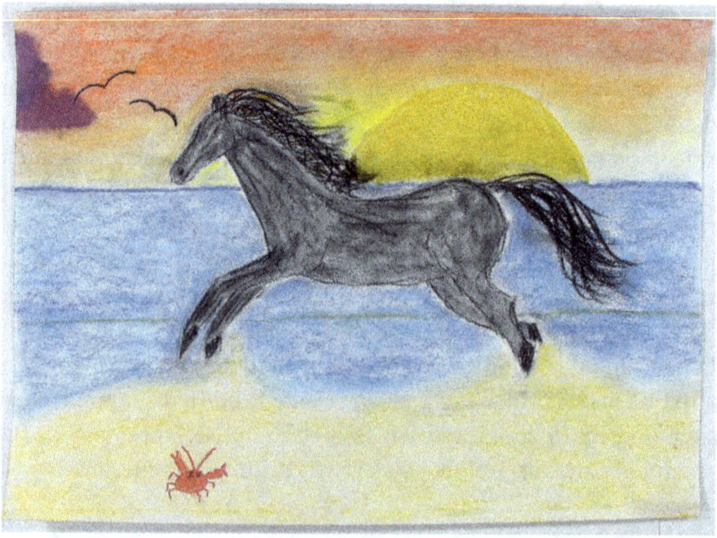

Bild 6

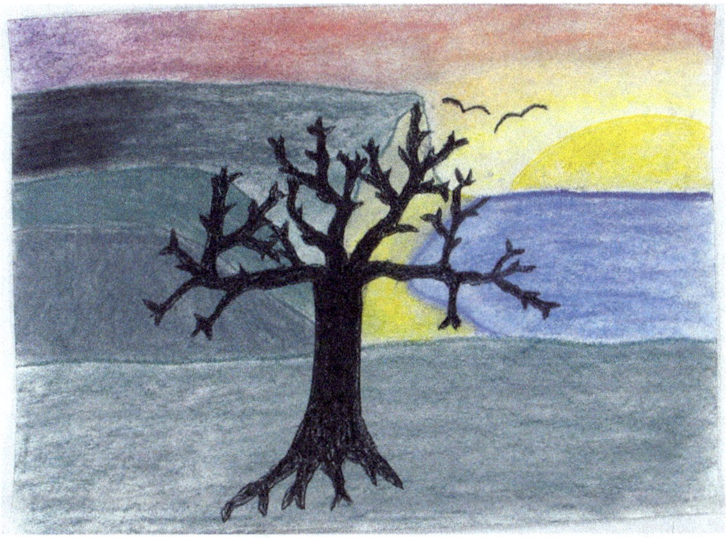

Bild 7

Anne

Anne, ein Mädchen mit 9 bzw. 10 Jahren hat sich in ihren Bildern nicht offensichtlich mit ihrem möglichen Tod beschäftigt. Auch als die Leukämie stärker wurde als alle Medizin, wünschte sie sich immer wieder das „Malspiel". Das ist eine Methode, bei der ein gemeinsames Bild auf einer gemeinsamen Fläche unter bestimmten Regeln entsteht: es wird nicht abgesprochen, was und wie gemalt wird (Bild 8 und 9). Es wird abwechselnd gemalt, wobei der Wechsel beim Wechseln einer Farbe stattfindet. Wann ein Bild fertig ist, muss gemeinsam herausgefunden werden. Dieser Malprozess verläuft mit jedem Kind oder Jugendlichen vollkommen anders. In gewisser Weise überlasse ich meinem Gegenüber, das Thema, die Dynamik und die Vorgehensweise zu bestimmen. Allerdings muss es mir dabei gelingen, selbst ernsthaft zu malen. Bei diesem Malprozess stelle ich mich und meine Kreativität dem Kind oder dem Jugendlichen zur Verfügung. Anne liebte dieses Malen. Viel gesprochen haben wir dabei nie. Es war ein stilles, fast immer gänzlich entspanntes Entstehen-Lassen. Alle Bilder, die entstanden, erlebte Anne selbstverständlich als *ihre* Bilder. Diese hatten auch etwas von Spuren, die sie vor allem bei ihren Eltern hinterlassen wollte. So, wie den jungen Hund, den sie sich sehnlichst wünschte und um den sich ihre Eltern nach ihrem baldigen Tod kümmern sollten, mussten und durften. Denn für ein Kind, das als Einzelkind verwaiste Eltern hinterlassen wird, ist der Abschied zusätzlich belastet. Anne hat für sich und ihre Eltern Antworten gefunden und hinterlassen.

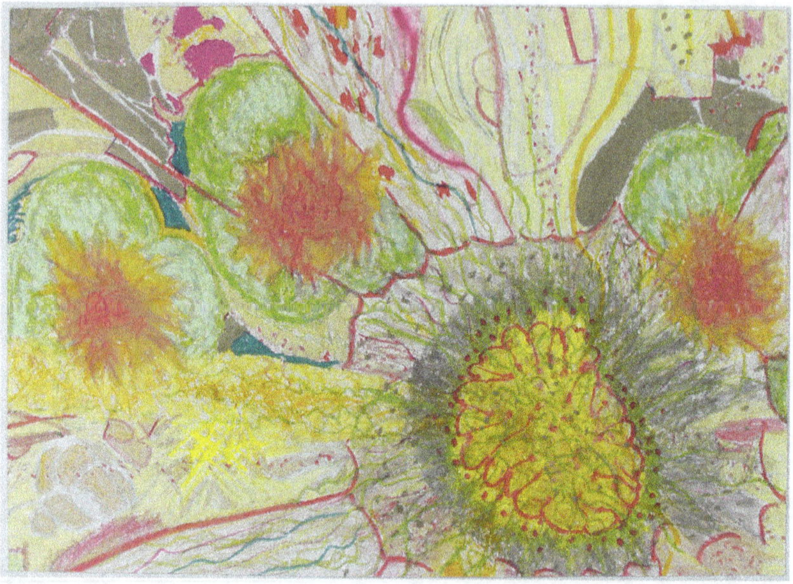

Bild 8

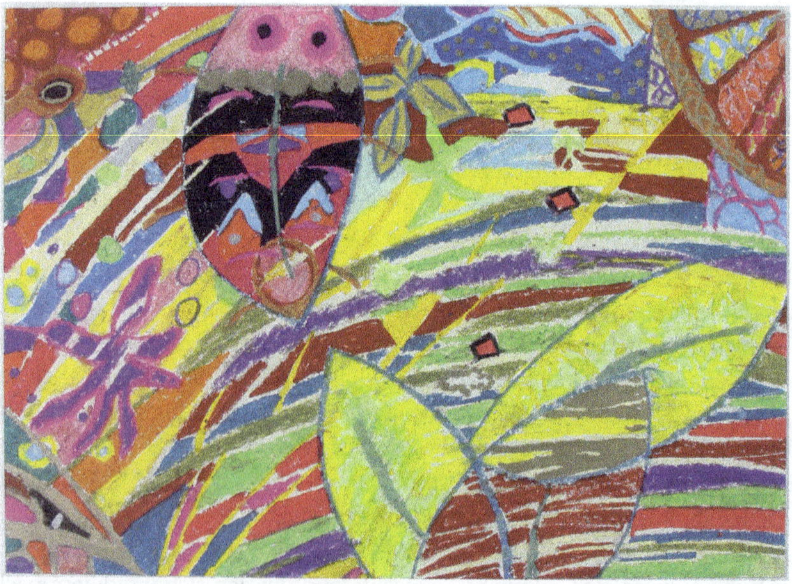

Bild 9

Büsra

Mit Büsra, einer jungen Frau von 20 Jahren, malte ich ebenfalls gemeinsam. Jedoch zunehmend gleichzeitig und nicht abwechselnd. Mit 16 Jahren war sie das erste Mal wegen eines Neuroblastoms bei uns zur Behandlung gewesen. Unsere gemeinsame aktive Zeit begann, als ihr Tumorwachstum nur noch schwer zu bremsen war: „Ich kann doch jetzt nicht einfach abwarten, bis ich sterbe. Ich will kämpfen und alles was nur möglich ist, probieren." Und das hat sie getan! Für vieles, was sie unbedingt noch erleben wollte, konnte sie ihre Kräfte mobilisieren: Feste, Konzerte, eine Reise in die Türkei, die Geburt ihrer ersten Nichte etc. Immer wieder hat sie uns alle erstaunt. Immer wieder hat sie ihre Lebenskräfte über das Malen aktiviert und sich große Entwicklungsschritte ermöglicht. Das letzte Jahr ihres Lebens verbrachte sie manchmal mehrere Tage in der Woche, häufig viele Stunden in der Tagesklinik. Wir konnten ihr hierfür ein Einzelzimmer zur Verfügung stellen. Mehrmals pro Woche malten wir miteinander. Nachdem sie sich anfangs kaum traute, eigenständig etwas zu malen, malte ich nun zunehmend nach ihren Anweisungen. Alle Bilder waren Patchwork-ähnliche Acrylmalereien auf Leinwänden (Bild 10). Alle ihre Bilder waren Geschenke. Die Familie zog in-

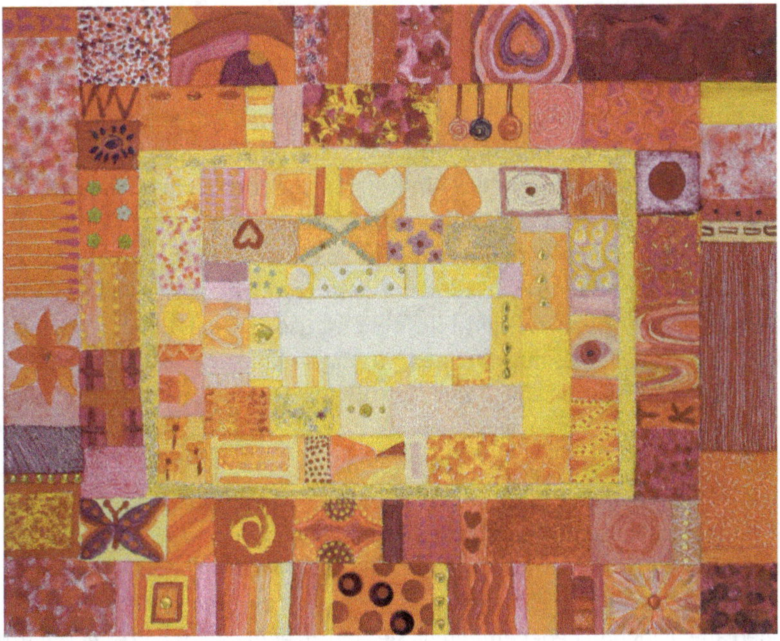

Bild 10

nerhalb dieses Jahres in eine neue Wohnung. Büsra durfte alle Zimmer neu und nach ihren Vorstellungen einrichten. Nun malte sie für jedes Zimmer passende Bilder. Freundinnen und Cousinen wurden beschenkt. Und viele aus ihrer großen türkischen Familie erhielten eines oder mehrere Bilder. Auch die Babys, die noch nicht geboren waren, wurden beschenkt. Jedes Bild war passend in den Farben für genau diesen Menschen oder diese Familie gewählt. Die Bilder wurden immer „türkischer“! Sie glitzerten und glimmerten, sie wurden geschmückt und wir schwelgten in Farben und Formen. Das Malen mit Büsra wurde zum Fest des Lebens. Solange ich male, lebe ich, solange ein Bild noch nicht fertig ist, kann ich nicht sterben! Büsra malte mit grosser Dringlichkeit und immer wieder auch unter sehr starken Schmerzen. Diese nahmen häufig durch das Malen erstaunlich ab und Büsra wurde deutlich wacher. Bevor ein Bild vollständig abgeschlossen war, plante sie mindesten ein folgendes. Aus medizinischer Sicht war es immer möglich, dass sie das gerade zu bearbeitende Bild nicht würde abschließen können. Bei ihrem letzten Bild war es dann auch so: Das Baby, für das es bestimmt war, wuchs noch im Bauch ihrer Cousine und diese bat mich nach Büsras Tod das Bild zu vervollständigen. Malend hat Büsra ein Vermächtnis hinterlassen. Überall in ihrer Familie gibt es Bilder von ihr. Sie leben dort mit und sie erinnern an sie.

Emilie

Zum Abschluss möchte ich von Emilie, einem 8-jährigen Mädchen berichten, die wegen einer Leukämie wiederholt in Tübingen behandelt wurde. Ich dokumentiere hier, weitgehend im Wortlaut des Kindes, was sie in den letzten Wochen ihres Lebens bei den Terminen in der Tagesklinik, bei denen sie häufig Bluttransfusionen erhielt, über einen Zeitraum von fünf Wochen während des Malens erzählte. Als Emelie ihre Bilderreihe begann, wusste ich nicht, dass es eine werden würde. Als sie jedoch beim zweiten Bild weiterhin so viel beim Malen erzählte, sagte ich: „Emelie, ich muss mitschreiben was du erzählst, ich glaube nicht, dass ich mir alles merken kann.“ Das fand sie völlig in Ordnung. Ihre Bilder dokumentieren eindrücklich ihren seelischen und körperlichen Prozess in dieser Zeit: Phantasievoll und humorvoll gestaltet sie höchst aktiv ihren Weg auch in dieser von Abschied geprägten Lebenszeit. In immer gefährlicher werdendem Wetter und über ein immer bedrohlicher werdendes Feuer gelingt es ihr, das Gold und das Silber ihres Lebens „hinüber“ zu retten. Alle ihre „Schwestern“ und Freundinnen mit ihren unterschiedlichen Fähigkeiten kann sie sich zur Hilfe holen. Im letzten Bild stehen alle Mädchen nebeneinander. Sie sind zu acht. Sie haben es geschafft!

Erster Termin:
Bild 11: „Da muss man durch das Feuer durch, wenn man zum Schatz will! Das Mädchen hat blonde Haare.“

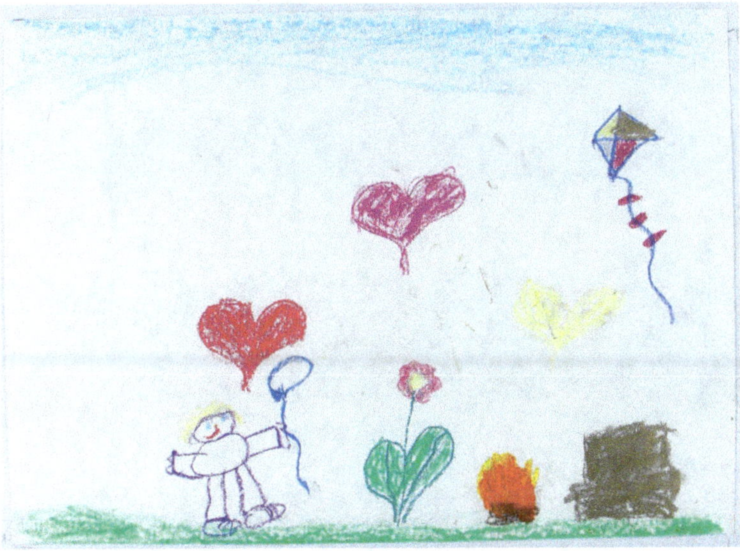

Bild 11

Bild 12: „Die Freundin ist als erste gekommen. Sie muss noch weiter, weiter ... Orange Haare! Das Feuer ist viel größer! Die Menschen vor langer Zeit haben da einen Schatz versteckt und wer den findet, wird reich. Regen. Hat nie das Feuer gelöscht! Links (im Bild 11) ist es halt noch nicht so gruselig wie hier – danach hat das Mädchen etwas Goldenes in der Hand. Links die (im Bild 11) hat Angst vor dem Feuer. Die rechts nicht!“

Zweiter Termin:
Bild 13: „Drittes Mädchen. Sie ist die Freundin von den anderen – weil, die ist noch weiter – jetzt wird es noch gefährlicher! Schau, die lächelt nicht, weil, die hat bisschen Angst! Da ist eine giftige Blume. Sie muss irgendwie durch. Sie kann sie abschneiden. Eine schwarze Wolke, weil es wird gefährlich, das Gold zu holen. Viel Regen und Gewitter. Nach oben ist ganz schwer – dahin geht es ganz schwer zu Gold. Das ist keine Wolke, wie eine Kiste. Da ist alles Gold und Silber. Es sind zwei Stück. Es sind Magnete in der Erde, die halten das Gold und das Silber in der Luft! Das Feuer wird immer kleiner, weil es so viel regnet.

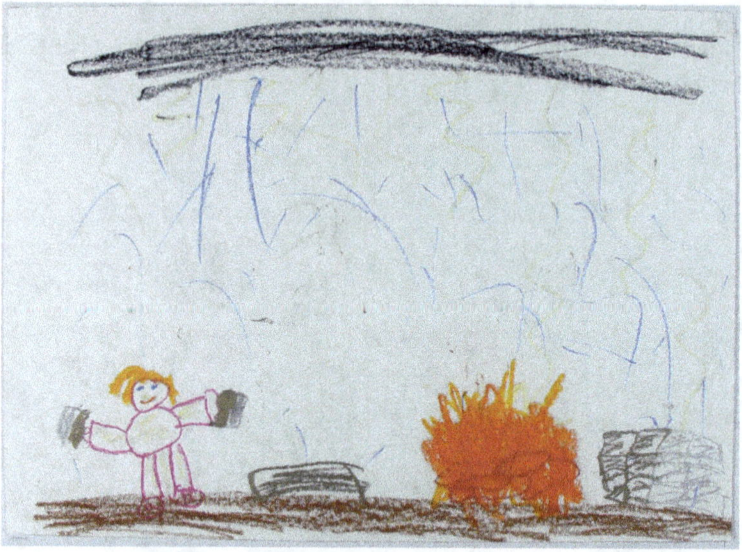

Bild 12

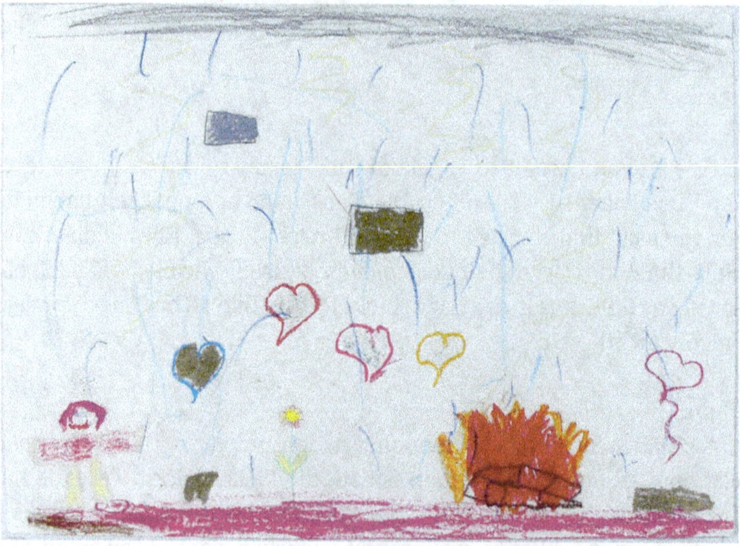

Bild 13

Und jetzt bekommt das Mädchen noch ganz viel Leben (Herzen) und sie kann durch die Blume durch, wenn ich ihm so viel Leben male! Da ist ein Luftballon. Das ist ein Leben! Dann ist das Gold schon zu Hause. Braucht man nicht mehr zu schleppen! Das Mädchen bekommt auch Silber, weil, die hat (das) im Leben verdient! Und nächstes Mal male ich noch eine, dann sind es vier Freundinnen und dann ist Ende (zeigt auf Bild 11). Die erste fliegt mit (dem) Luftballon auf (das) Herz – lässt den Luftballon los und springt zum Lebensherz. Von Herz zu Herz bis zum Drachen aufs (Bild 12). Das Mädchen war ganz lange da – fast hat sie sich verbrannt – nur bisschen am Finger- und sie muss immer Gold und Silber tragen. Am Anfang muss man das immer tragen! Und dann die dritte Freundin – weil, die ist an der Blume vorbei, weil andere Mädchen sind zu der Blume und sind nie mehr zurückgekommen! Dann springt sie zum Herz – zum orangen Herz, Leben, übers Feuer und dann ist sie zu Gold und Silber gesprungen."

Dritter Termin:
Bild 14: „Dies Mädchen ist die erste, die ist die erste – es sind andere auch am Anfang, aber die ist vor allen! Sie hat ganz lange Haare und einen Pferdeschwanz.

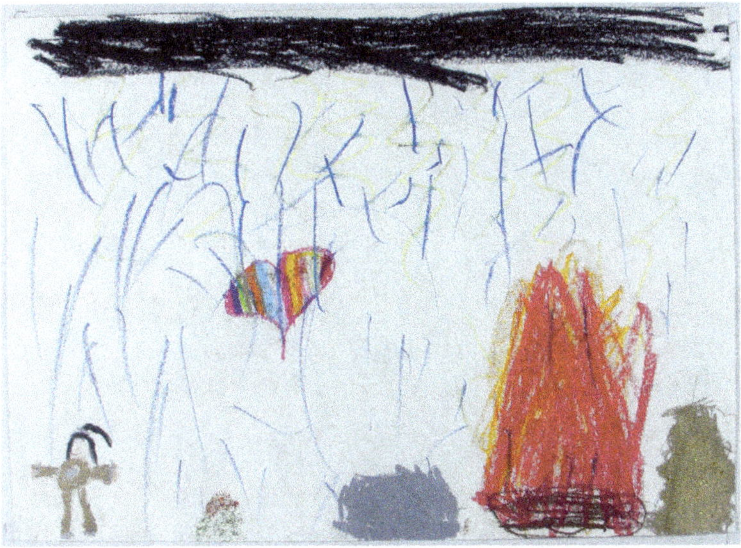

Bild 14

Weil, die hat schon ganz viel Gold gesammelt und hat sich daraus ein T-Shirt gemacht und die Hosen auch – Herz und Schuhe aus Silber. Dies wird noch schwieriger – wie die anderen (Bilder). Es ist ganz schwer! Am Anfang ist (es) immer ganz leicht. Hellblau – Wind, Regen, mehr Gewitter! Jetzt gibt es bessere Leben – die anderen waren zu schwach. Das ist ein Gewitter, das hört niemals auf. Es sind auch manche gestorben, nur das Mädchen hat es geschafft. Es ist ganz schwer! Feuer! Es ist nicht meine Schuld, es steigt höher das Feuer! [Nein, es ist nicht deine Schuld![6]] Vielleicht mach ich noch ein Bild – ich glaub. Das bunte Herz ist viel stärker. Es gibt nur ein Leben! Gold neben Feuer. Das Gold ist nicht geordnet. Bis jetzt ist niemand hingekommen – wegen dem Feuer. Das Bunte muss da hin – weil, das ist auch Leben, ‚Glitzerleben', weil, das gibt ihr Mut! Glitzer macht (dem Mädchen) Mut! Als ich das erste Mal hier war, hatte ich immer Angst, da war ich noch so klein (5 Jahre). Jetzt kenn ich alles! Aber mit dir gemalt hab ich schon, ich wollte immer malen, obwohl ich Angst hatte!"

Bild 15: „Die hat jetzt rote Haare! Rot wie tot! Die Hände sind wegen dem vielen Leben ganz dick geworden. Das Gewitter wird noch schlimmer – viel schlimmer. In

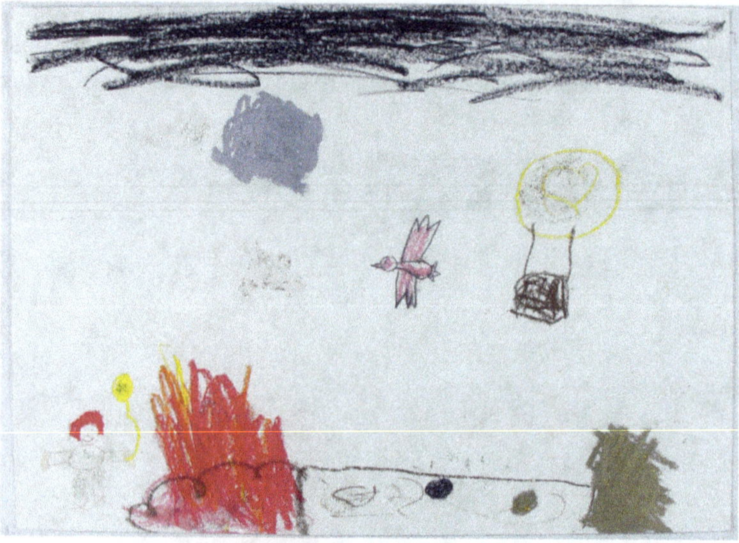

Bild 15

den Baum hat der Blitz eingeschlagen – fast auf das Mädchen. Der Baum heißt Giftbaum und hat ein schwarzes Loch. Wenn sie in das schwarze Loch kommt, dann muss sie alles von vorne machen und sie kann sterben, das ist schlimm. Und jetzt – Feuer – und jetzt, dass sie auch rüber kommt, bekommt sie einen Luftballon. Dann kann sie genau da darüber. Und dann kommt ein Vogel. Auch ein Giftvogel. Der Giftvogel darf nur den Luftballon anfassen. Und dort ist ein Körb-

6 Diese Bestätigung von meiner Seite war wohl wichtig, denn darauf eröffnete sich für Emilie die Möglichkeit für ein weiteres Bild.

chen und das ist ein Heißluftballon – mit Herz – das ist für das Mädchen – Gold und Silber. So kommt sie zu Gold und Silber. Silber, ganz viel Silber. Und wenn das Mädchen es anfasst geht es nach Hause, dass die Eltern es nicht sehen! Und überall ist Glitzer. Das wird viel schöner. Ich mag Glitzer!“

Vierter Termin:
Bild 16: „Das Mädchen ist bisschen kleiner, zwei Jahre alt. Die war die allererste – eine von den anderen ist die Schwester. Die muss jemand retten – die Seejungfrau.

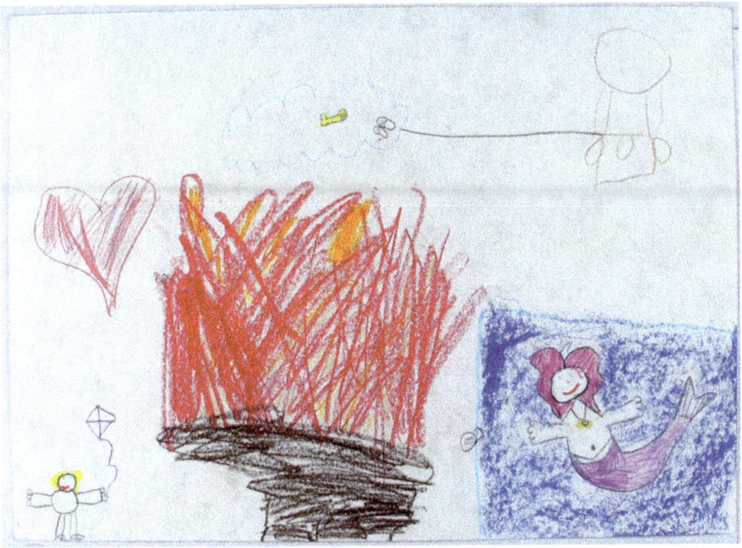

Bild 16

Manchmal klappt es nicht so gut. Die Halskette bringt ihr immer Glück. Das Mädchen muss einen Schlüssel finden. Der ist versteckt. Die Seejungfrau kann einen Zauberspruch sagen, dann wird sie ganz klein. Sie hat ganz wenig Platz. Der Schlüssel ist in einer Wolke versteckt. Das Mädchen muss irgendwie nach oben kommen. Feuer – riesiger Baum – haben die drauf gemacht. Das Feuer fängt eine Sekunde an und nach 30 Sekunden (ist es) aus. Feuer darf nicht bis zur Wolke, sonst platzt die Wolke und der Schlüssel fällt ins Feuer. Weißt du, dass ich im Zirkus war? [Sie zählt alle Tiere auf...]. Mit dem Drachen kann das Mädchen hochfliegen. Aber der Schlüssel ist sehr schwer versteckt. Jetzt kommen die Leben-Herzen und dann findet sie den Schlüssel. Und nächstes Mal schließt sie auf und dann male ich das Meer. Heißluftballon mit paar Säcken, dahin muss das Mädchen. Von (der) Wolke zu (dem) Heißluftballon ist eine dünne Schnur – die Ballettschuhe findet sie in der Wolke!"

Fünfter Termin:
Bild 17: „Dieses Mal kommen zwei Mädchen und es wird ganz, ganz gefährlich. Das sind Zwillinge. Das Wetter ist ganz gefährlich. Die haben nie Angst, weil, die haben

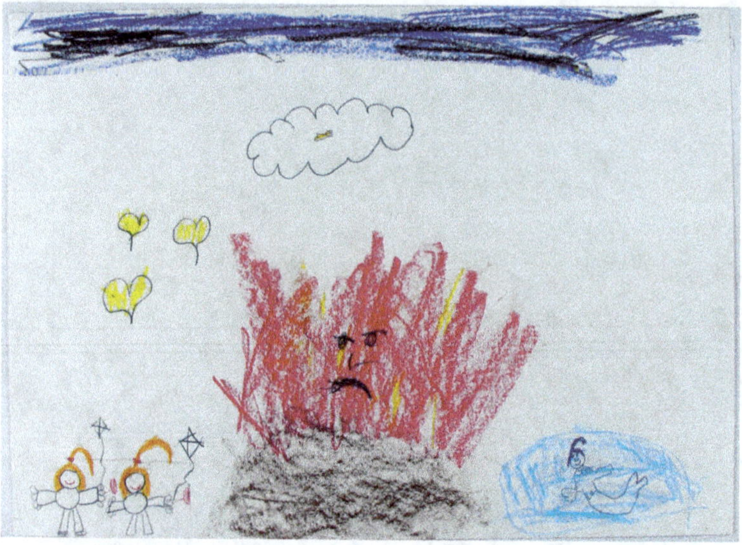

Bild 17

ja schon alles durchgemacht. Zuerst die eine und dann war die zweite raus gekommen. Jede hat eine rote Wurst gefunden und sie haben gegrillt. Das Feuer hat Angst gehabt vor den Würstchen. Das haben sie in einem Buch gelesen. [Malt dem Feuer ein Gesicht]. Aus Angst macht das Feuer, dass es noch schlimmer wird. Eigentlich waren es keine Zwillinge, ein Mädchen ist die Seejungfrau, aber sie sagen, sie wären Zwillinge. Das Wasser geht hinten um die Kurve bis ins Meer. Drachen – Herzen, dann brauchen sie wieder den Schlüssel. Die erste springt auf die drei Herzen und braucht die Leben – die andere braucht keine Leben. Sie hat ganz viel Leben. Die Seejungfrau im Wasser ist die gleiche, wie das zweite Mädchen – die blauen Haare sind die echten Haare."

Sechster Termin:

Bild 18: Emelie malt von allen Bildern der Reihe nach die Mädchen ab, auf ein neues Bild. Es sind acht. Emelie ist acht Jahre alt, als sie stirbt. Ihre „letzten" Schuhe sind Ballerinas (vgl. Bild 16).

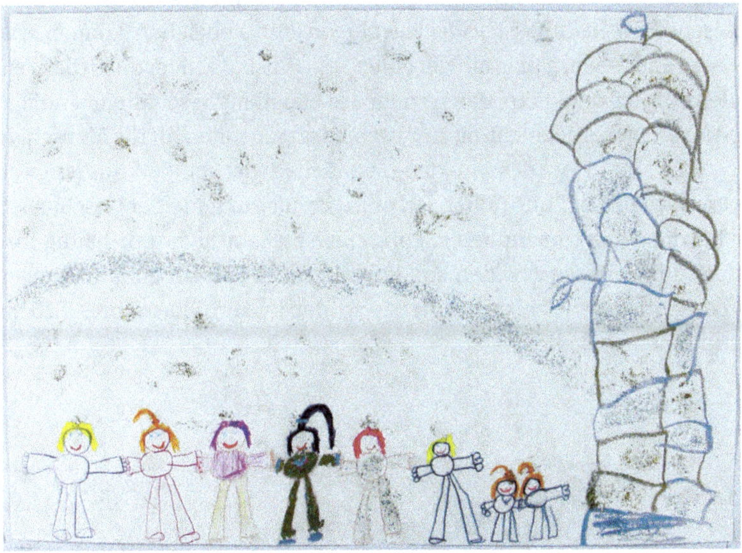

Bild 18

Schlussbemerkung

Mit Bildern und Geschichten, wie jenen von Emilie, können sterbende Kinder die Erwachsenen zum Dialog auffordern. Vor allem aber ermöglicht ihnen dieser schöpferische Dialog mit sich selbst, anstehende Entwicklungsprozesse anzuregen und wesentliche Reifungsschritte bewältigen und vollziehen können. Die Bilder, die dabei entstehen, geben auf der einen Seite Auskunft über die Gedanken, die die Kinder zum Zeitpunkt des Malens oder des Erzählens beschäftigen. Auf der anderen Seite werden sie auch häufig zu Abschiedsgeschenken für die Menschen, die ihnen wichtig sind. Trotz des direkten Gesprächs zwischen den Kindern und ihren Betreuern, wie es bei uns üblich ist, sind die Instrumente der Geschichten und Bilder für die Kinder unendlich wichtig. Sie spiegeln nicht nur häufig ihre Gemütslage und ihr „Wissen“ wider, sondern sie sind nicht selten Mitteilungen und Botschaften an jene Menschen, die sie in der letzten Phase ihres Lebens begleiten und ihnen beistehen.

Joachim Küchenhoff

Takt und Offenheit

Das Gespräch mit Sterbenden aus psychoanalytischer Perspektive

Wenn wir über die Symbolsprache Sterbender sprechen, so setzen wir eine privilegierte Situation voraus, nämlich Zeit zu haben mit dem Sterbenden und ihn oder sie genügend lang kennenlernen zu dürfen. Die Realität z. B. in den Kliniken sieht zunehmend anders aus. Heute haben alle Kliniken ein Benchmark, sie sind darauf aus, auf dem Gesundheitsmarkt Patienten zu gewinnen. Ein schlechtes Aushängeschild aber ist die Sterbestatistik. So sollen viele Menschen möglichst nicht in der Klinik sterben; die Aufgabe der Sterbebegleitung wird so den Ärzten entzogen. Dieser Ablauf fügt sich in eine soziologische Perspektive ein: Der Tod wird in der modernen Gesellschaft ausgegrenzt, das Sterben aus dem Leben ausgeschnitten.[1]

Diese Vorbemerkung soll darauf hinweisen, dass die Möglichkeit, die Bilderwelt der Sterbenden zu verstehen, voraussetzungsreich ist und als erste Bedingungen Zeit und Beziehung braucht; diese Bedingungen fallen einem in der Begegnung mit Sterbenden nicht zu. Auch wenn die Palliativmedizin zu Recht zunehmend ernster genommen wird, so sind die beiden Bedingungen noch längst nicht überall gegeben. Der Palliativmedizin entgegen wirkt die Ökonomisierung auch des Sterbens in der Gesellschaft. Es ist daher nach wie vor geboten und notwendig, Zeit für den Sterbenden und seinen oder ihren Therapeuten zu erkämpfen.

Ziel der folgenden Überlegungen ist es, aus der Position des Psychoanalytikers heraus die Begleitung Sterbender zu erläutern. Sie sind in zwei Teile untergliedert. Der erste Teil widmet sich der Frage, was denn der Psychoanalytiker spezifisch beitragen kann zur Sterbebegleitung. Im Titel des Textes ist das Resultat dieses ersten Teils bereits vorweggenommen: Takt und Offenheit sind zwei Begriffe, die gut geeignet sind, um wesentliche Elemente einer psychoanalytischen Haltung in der Sterbebegleitung hervorzuheben. Im zweiten Teil wird das Beispiel eines Sterbeprozesses vorgestellt, das allerdings nicht aus der Klinik, sondern aus der zeitgenössischen Literatur entnommen worden ist.

---

1 Anthony Elliott, On the melancholia of new individualism, in: Lynn Chancer/John Andrews (Ed.), The unhappy divorce of sociology and psychoanalysis, Basingstoke: Palgrave Macmillan, 2014, 415–427.

DOI 10.1515/9783110532524-006

1 Sterbebegleitung und innere Bilder aus psychoanalytischer Sicht

Was kann ein Psychoanalytiker beitragen zum Prozess des Sterbens, womit kann er dem Patienten helfen? Was ist für die psychoanalytische Tätigkeit anders, wenn der Analytiker mit einem Sterbenden konfrontiert ist?[2]

Die Arbeit mit und an der Zeit

Psychoanalytische Arbeit hat immer mit der Analyse der Zeit zu tun. Wenn ein Psychoanalytiker die Übertragung bearbeitet, so klärt er, was im Hier und Jetzt der therapeutischen Beziehung aus der Vergangenheit stammt. Er trägt dazu bei, die Vergangenheit und die Gegenwart überhaupt zu trennen, voneinander zu differenzieren, damit die Verluste, die unerfüllten Wünsche, die Verletzungen der Vergangenheit gesehen, durchgearbeitet und so „erledigt" werden können, dass sie die Zukunftsperspektiven, die Hoffnungen, die Erwartungen nicht mehr schwer beeinträchtigen und die Zukunft dadurch wieder freier wird.

Betrachten wir zunächst die therapeutische Arbeit am Verhältnis von Vergangenheit und Gegenwart. Sie ist für die Begleitung Sterbender besonders wichtig. Dann gilt es, das Erreichte zu würdigen, aber auch mit den aus der eigenen Lebensgeschichte kommenden unerfüllten Ansprüchen fertig zu werden, mit dem Nicht-Verwirklichten und Versäumten, das nun nicht mehr auf Zukunft hin befreit. Immerhin aber wird sich die therapeutische Arbeit auf die Möglichkeiten, das bevorstehende, schon zur Gegenwart werdende Lebensende aushalten zu können, auswirken. Wie immer in der Psychotherapie kann auch die Psychotherapie am Lebensende dazu beitragen, irrationale Ängste, die aus der Lebensgeschichte resultieren, zu bearbeiten; die gleichsam „eingespielten" Ängste

2 Zum Thema vgl. etwa Tilmann Moser, Psychoanalyse und Tod. Ein teilweise autobiographischer Essay (http://tilmannmoser.de/site/neue_texte/psychoanalyse_und_tod.html; abgerufen am 1.2.2015). Moser meint, im Gegensatz zu meinem eigenen Ansatz, dass die klassische Psychoanalyse ungeeignet sei für das Todesthema, da sie sich in den eigenen methodischen Fallstricken verfange und körperliche Berührung ausschließe. Die differenzierten Ausführungen Mosers auf einer psychoanalytischen Basis widerlegen diese These selbst. Vgl. weiterhin Ralf T. Vogel, Der Tod in der Psychotherapie, Münster: Verlagshaus Monsenstein und Vannerdat, 2007; Christa Rohde-Dachser, Todestrieb, Gottesvorstellungen und der Wunsch nach Unsterblichkeit in der Bi-Logik Matte Blancos. Eine psychoanalytische Studie, in: Psyche. Zeitschrift für Psycho-Analyse 63 (2009), 973–998.

übernehmen am Lebensende u.U. die Funktion, von der Todesfurcht oder dem Bewusstwerden des Sterbens abzulenken. In jeder Lebensgeschichte schließlich sind im Laufe des Lebens Bewältigungsmuster erprobt worden, die auch im Sterben aktiviert werden können.

Die Erwartung des eigenen Todes durchschneidet, anders als in einer das Leben begleitenden Psychotherapie, die Zukunftshorizonte. Der Philosoph Michael Theunissen hat in seinem Buch *Negative Theologie der Zeit* dazu eine klare Aussage gemacht:

> „Der Augenblick des Todes ist der, in dem wir nur noch Vergangenheit sind und in keiner Weise mehr Zukunft. In ihm müssen wir von uns selbst Abschied nehmen, weil wir selbst dann nichts als das Vergangene sind. Man selbst sein heißt aber gerade: Zukunft haben und sich in sie hinein entwerfen. Infolgedessen müssen wir im Tode auch insofern Abschied von uns selbst nehmen, als das Vergangene, zu dem wir geworden sind, kein Selbst mehr ist.“[3]

Die Analyse der Zeit als therapeutische Aufgabe kann sich auf die *eigene* Zukunft des Sterbenden als eine, die über den Tod hinaus reicht, nicht mehr ausrichten. Sie kann sich nur noch auf die Lebensspanne, die noch bleibt, beziehen. Auch wenn diese Zukunftsperspektive immer mehr schmilzt, so gibt es doch immer einen Ausschnitt von Zukunft, bis zum Augenblick des Todes. Der Ausschnitt der eigenen Zukunft, der noch verbleibt, kann dem gewidmet sein, was noch realisiert werden kann in der Restzeit des eigenen Lebens.

Zukünftigkeit kann aber auch die Zukunft der anderen umfassen. Das einfachste Bespiel ist das Testament. Zukunft gilt nicht mehr für das eigene Leben, aber sie bleibt offen für die Nachkommen, der Sterbende kann sich in die Generationsfolge einordnen, wenn er sich vorstellt, woher er kam, was nach ihm folgt. Das können die Kinder, das kann ein bleibendes Erzeugnis, etwa ein Buch, sein, so dass der Trost des Sterbens in einer Unsterblichkeitsphantasie gründet, dass es doch ein Leben nach dem Tod im Ansehen der Anderen gibt.

Das mag eine Illusion sein und bleiben, und dennoch kann sie tröstlich sein. Das von John Williams 1965 veröffentlichte, lange Zeit unbeachtete und erst in den letzten Jahren zu einem späten Ruhm gekommene Buch *Stoner*, das die Lebensgeschichte eines Mannes und Universitätsangehörigen beschreibt, endet mit dem Sterbeprozess des Protagonisten. Mit den letzten Atemzügen greift er nach dem Buch, das er geschrieben hat, und auch wenn er weiß, dass es bedeutungslos blieb, auch wenn er realisiert, dass das Buch seiner kraftlos werdenden Hand entgleitet, so findet er doch die eigene Identität in diesem Moment wieder. Hier ist die Trostbedeutung, aber auch die Diskrepanz zwischen der subjektiven und der

---

3 Michael Theunissen, Negative Theologie der Zeit, Frankfurt a.M.: Suhrkamp, 1991, 212.

objektiven Wirkmacht der eigenen Erzeugnisse für die darauf folgende Generation wunderbar in dem Bild des Halt gebenden und doch dem Zugriff sich entziehenden Buchs verdichtet.[4]

Offenheit ohne Privileg

Sterbebegleitung verlangt zwar keine Haltung, die aus dem Rahmen der übrigen psychoanalytischen Arbeit fällt, aber sie macht in aller zwingenden Klarheit deutlich, was auch sonst für die Analyse gilt. Insbesondere Jacques Lacan haben wir es zu verdanken, dass die Position des Analytikers hinterfragt worden ist. Lacan warnt davor, dass der Analytiker, der in der Übertragung etwa als der Wissende, der Haltgebende erscheint, weil auf ihn das kindlich vergrößerte Bild allmächtig erscheinender früher Bezugspersonen projiziert wird, diese ihm übertragene Macht sich zu eigen macht. Lacan spricht vom Subjekt, das dem Wissen unterstellt worden ist (sujet supposé savoir[5]), das aber über das Wissen nicht verfügt – es wird ihm vom Analysanden nur gleichsam als Leihgabe übergeben. Das gilt insgesamt für die Analyse: der Analytiker muss seine Position hinterfragen und darf nicht eine Macht ausnützen, die er gar nicht besitzt.

Das gilt umso mehr für die Sterbebegleitung. Der Therapeut, der das Sterben begleitet, ist in keiner Weise in irgendeiner privilegierten Position dem Sterbenden gegenüber. Er weiß, dass er genau die gleiche Situation zu erleben haben wird. Er weiß nicht, wie es ihm dabei ergehen wird. In dieser Situation kann er sich gar keine Illusion darüber machen, dass er über ein besonderes Wissen verfügt, das ihn befähigt, zum Sterbebegleiter zu werden. Das bedeutet, dass er die Gegenübertragung beachtet und in die therapeutische Begegnung einbezieht, und also reflektiert, welche Angst, welche Panik ihn selbst ergreift, wenn er an den eigenen Tod denkt. Er muss also mit seinen eigenen Affekten, mit seinen eigenen Bildern des Sterbens umgehen lernen. Er ist nicht Herr der Situation; wenn er das dächte, verleugnete er bloß seine eigenen Emotionen. Wenn im Titel dieses Beitrags von Offenheit die Rede ist, so ist auch die Offenheit den eigenen Gefühlen gegenüber angesprochen. Das allerdings gehört zum Rüstzeug der therapeutischen Ausbildung, dass die eigenen Gefühle reflektiert werden. Sterbebegleitung ist auch immer Konfrontation mit dem eigenen Tod des Therapeuten oder Betreuers.

---

4 John Williams, Stoner, New York: Viking Press, 1965.

5 Jacques Lacan, Das Ich in der Theorie Freuds und in der Technik der Psychoanalyse. Das Seminar Buch II, Olten: Walter-Verlag, 1980, 242ff.

Trennungserfahrungen und Persönlichkeitsstruktur

In seinem kurzen aber gehaltvollen Text aus dem Jahr 1915 – *Zeitgemäßes über Krieg und Tod* – hat Sigmund Freud die Erfahrung des Todes und die Fähigkeit zu leben miteinander verbunden.[6] „Si vis vitam, para mortem", wenn das Leben lebensvoll sein soll, muss es durch die Erfahrung des Sterbens hindurchgegangen sein. Der eigene Tod kann nicht betrauert werden. Umso mehr aber die vielen Trennungen, die das Leben von der Geburt an bereithält oder erzwingt, die jeden Ablösungsschritt begleiten, vom Abstillen über den Abschied aus der Primärfamilie zum Berufsleben und bis hin zum Todesfall naher Angehöriger. Jedes Objekt ist in gewissem Sinne ein verlorenes Objekt; die Sehnsucht, die im unbewussten Begehren sich niederschlägt, richtet sich auf die imaginären Objekte der Kindheit, die sich in der Gegenwart nicht einfach wiederfinden lassen. Der Tod als ultimative, als letzte Trennung baut auf unzählig vielen Trennungsschritten im Verlauf des Lebens auf. Wenn Sokrates im „Phaidon" sagt, dass das Leben eine Einübung ins Sterben sei,[7] so ließe sich diese Aussage auch so lesen: das Sterben als Trennung gehört zum Leben. Je besser es im Lebensprozess gelingt, mit Trennungen fertig zu werden, umso besser wird es gelingen, mit dem Sterben umgehen zu können.

Was aber befähigt einen Menschen, mit Trennungen konstruktiv umzugehen? Der Prozess der ersten Trennungserfahrungen ist immer wieder sehr eindrücklich beschrieben worden (Bion, Kristeva), als ein schmerzhafter Prozess völliger Verzweiflung, namenloser, begriffsloser und katastrophischer Angst,[8] der durchschritten[9] werden muss. Das gelingt nur, wenn die Verlusterfahrung einerseits nicht schön geredet und verleugnet oder aber vermieden wird, andererseits aber begleitet wird. Das bedeutet, Verzweiflung und Trauer zu benennen und natürlich selbst auszuhalten. So entsteht das, was in einigen Spielarten der Psychoanalyse gute innere Objekte genannt wird, haltgebende Bilder, atmosphärische und subsymbolische Gestimmtheiten, die verhindern, dass aus einem Schrecken na-

---

6 Sigmund Freud, Zeitgemäßes über Krieg und Tod, Gesammelte Werke, Bd. X, London: Imago, 1946, 325–355.

7 „Nämlich diejenigen, die sich auf rechte Art mit der Philosophie befassen, mögen wohl, ohne dass es freilich die Andern merken, nach gar nichts anderm streben, als nur zu sterben und tot zu sein." Platon, *Phaidon* 64a, zitiert nach d. Übersetzung von Friedrich Schleiermacher, Platon, Sämtliche Werke in zehn Bänden, hg.v. K. Hülser, Bd. IV, Frankfurt a.M./Leipzig: Insel Verlag, 1991, 207.

8 Wilfred R. Bion, A theory of thinking, in: ders., Second Thoughts, London: Heinemann, 1967, 116: „nameless dread".

9 Julia Kristeva, Schwarze Sonne. Depression und Melancholie, Frankfurt a.M.: Brandes & Apsel, 2007.

menlose Angst resultiert, die aus Verlust Trauer und nicht abgrundtiefe Depression werden lassen.[10] Für den Sterbenden stellt sich diese Erfahrung so dar: Bin ich allein gegenüber meinem eigenen Verschwinden? Muss ich die unsägliche Angst allein aushalten? Oder habe ich innere Objekte, innere Bilder, die mich schützen?[11]

Das aber heißt auch: jeder stirbt, wie er gelebt hat. Es ist eine Illusion anzunehmen, dass im Sterben etwas geheilt oder neu aufgebaut werden kann. Es gibt eine unheilvolle Tendenz, die Todesstunde oder den nahenden Tod, also den Prozess des Sterbens, zu überfrachten. Es ist nicht der richtige Zeitpunkt, noch am Ende etwas zu bearbeiten, das während des ganzen Lebens ein Problem war. Das bedeutet, dass Menschen, die nicht über gute innere Objekte verfügen, eine andere Unterstützung brauchen als jene, die gute Bindungen verinnerlicht haben und somit – nach den Kriterien der Operationalisierten Psychodynamischen Diagnostik OPD[12] – über eine ausreichend stabile innere Struktur verfügen (strukturbezogener Gesichtspunkt der Sterbe-Begleitung).

Auch in den psychoanalytischen *Konzepten* der Sterbebegleitung selbst schlägt sich nieder, wie schwierig es sein kann, den Tod als ultimative Trennung zu akzeptieren. Stellvertretend für viele andere Ansätze seien die früh formulierten Gedanken von Kurt R. Eissler und Janice Norton zitiert. Kurt R. Eissler propagiert eine aktive therapeutische Haltung, der Therapeut solle sich ohne Grenzen zur Verfügung stellen und dem Sterbenden eine sublimierte Liebe schenken, um frühe Mutter-Kind-Interaktionen zu mobilisieren. Er nennt seinen Zugang „gift approach“: die Gabe ist es, einen Teil des eigenen Lebens dem Patienten zu geben: „and the dreadful stigma of being selected for death will be converted into a dying together“.[13] Kurt R. Eissler propagiert damit einen Ansatz (und er ist der erste, aber beileibe nicht der letzte), der die Trennungserfahrung in der Phantasie rückgängig zu machen sucht, angefangen von der Vorstellung, die frühe Mutter-Kind-Inter-

---

10 Franco De Masi, Making death thinkable, London: Free Association, 2004.

11 Zum Konzept des inneren Bildes vgl. Joachim Küchenhoff, Sprachbilder und Bildersprache – Über die Berechtigung, von inneren Bildern zu sprechen. Psychoanalytische Reflexionen, in: Joachim Küchenhoff, Der Sinn im Nein und die Gabe des Gesprächs, Weilerswist: Velbrück, 2013, 171–180.

12 Arbeitskreis OPD (Hrsg.), OPD-2: das Manual für Diagnostik und Therapieplanung, Bern: Huber, 2014.

13 Kurt R. Eissler, The psychiatrist and the dying patient, New York: International Universities Press, 1955; dt. Der sterbende Patient. Zur Psychologie des Todes, Stuttgart/Bad Cannstatt: Frommann-Holzboog, 1978, 158.

aktion könne beim Sterben repariert werden,[14] und endend in der Illusion, dass Therapeut und Patient gemeinsam sterben. In eine ähnliche Richtung geht Janice Norton, die das Sterben als Regression beschreibt:[15] der Sterbende werde erst zum Kleinkind, um schließlich mit der Imago des Therapeuten zu verschmelzen.[16] Wohlgemerkt, dies können Bilder der Sterbenden sein, und als solche sind sie ernstzunehmen. Aber es ist etwas anderes, sie in den Rang von Konzepten zu erheben. In diesem Moment wird die Aufgabe der Psychoanalyse, auch im Sterben Selbsterkenntnis zu vermitteln, aufgegeben zugunsten der Illusion einer omnipotenten Kontrolle des Sterbens (vgl auch die vehemente Kritik von Bail[17] an Eissler und Norton). Es gibt – gerade in der Sterbebegleitung – eine falsche Form des Trostes. Er soll in schlechter Weise darüber hinweg helfen, dass der Tod eine nicht positivierbare Negativität ist, Form eines endgültigen (irdischen) Mangels. Der falsche Trost rührt daher, dass er über den Schrecken des Nichts hinweg trösten soll, statt ihn auszuhalten.

Offenheit für den je eigenen Tod

Nein, die Chance der Psychoanalyse in der Sterbebegleitung liegt nicht im Einbetten des Sterbenden in die weichen Kissen einer Illusion. Aber auch das Gegenteil ist m. E. nicht richtig. Angesichts des Sterbens muss die Abwehranalyse anders gewichtet und anders eingesetzt werden. Es kann nicht darum gehen, den Sterbenden um jeden Preis vor die Erfahrung des eigenen Todes stellen zu wollen. Dieses existentialistische Pathos wäre ebenso fatal wie der falsche Trost, es wäre m. E. einer subtilen, schwer durchschaubaren Gegenübertragungsabwehr geschuldet, die sich in etwa so umschreiben ließe: „du, Sterbender, sollst dich an meiner, des Therapeuten, Stelle dem aussetzen, wovor ich selbst Angst habe, du sollst stellvertretend für mich etwas erledigen." Stattdessen ist ein feines Gehör oder eben, wie im Titel beschrieben, Takt gefragt für das, worüber der Patient

---

14 Vgl. auch die eindrucksvolle Analyse, die Michel de M'Uzan vorgelegt hat: Der Tod gesteht nie, in: ders., Identität und Tod. Psychoanalytische Essays zur Theorie der Klinik, Gießen: Psychosozial-Verlag, 2014.

15 Janice Norton, The treatment of the dying patient, in: Psychoanal Study Child 18 (1963), 541–560.

16 Ein gutes Beispiel für eine reduktionistische Deutung im Rahmen psychoanalytischer Ansätze; vgl. Simon Peng-Keller, Imaginatives Erleben in Todesnähe. Ein Forschungs- und Diskussionsüberblick, in: Pierre Bühler, Simon Peng-Keller (Hrsg.), Bildhaftes Erleben in Todesnähe, Zürich: Theologischer Verlag Zürich, 2014, 30 ff.

17 Bernie Bail, To practice one's art, in: James Grotsein (Ed.), Do I dare to disturb the universe? London: Karnac, 1983, 59–82.

spricht oder was er uns anzeigt. „Freischwebende Aufmerksamkeit" ist ein Grundterminus der psychoanalytischen Technik, also die Aufgabe, auf alles, was geäußert wird, zu hören, alle Zeichen möglichst unvoreingenommen zu beachten, die vom Anderen kommen, aber auch auf sich selbst zu hören, die Resonanz, die der andere in mir auslöst, die Phantasien, die Träumerei, die sich bei mir bilden. Das ist die im Titel angesprochene Offenheit. Und zum Takt gehört, auf das, was einem als Therapeuten begegnet, sensibel zu antworten, indem die Bilder, die der Sterbende entwirft oder ausspricht, aufgenommen werden. Es geht für den Therapeuten darum zu spüren, was der Sterbende braucht – nein, was er aus seinem Sterben macht.

Einen harmonischen, also mit dem Leben versöhnten Tod gibt es nicht. Die Negativität des Todes ist nicht zu leugnen. Dennoch, auch wenn der Tod mit dem Leben nicht einfach harmonisierbar ist, so weist der Lebensvollzug eines Menschen doch den Weg, wie jeder seinem Tod begegnet oder begegnen will, und dies scheint mir das Wesentliche, mit dem Sterbenden zu erkennen, manchmal auch: stellvertretend für ihn oder sie zu erkennen, was denn sein Tod sein könnte. Das bedeutet, dass die Bilder, die dem Kranken kommen, aufgegriffen werden müssen, solange er oder sie denn über Bilder verfügen. Bilder: das ist in diesem Zusammenhang weit zu denken – etwa eine Beziehungs-Inszenierung wäre ein solches Bild, eine Form der performativ dargestellten, in eine Beziehung handelnd eingebrachten Darstellung.[18] Auch der Patient, der unfähig zu sprechen geworden ist, zeigt u.U. in seinem Verhalten, was ihm nottut.

Klinische Vignette I:

Frau A leidet unter einem Ovarialkarzinom in einem terminalen Stadium. Sie weiß um ihre Prognose, verleugnet aber die imminente Bedrohung. Es ist wegen ihrer großen emotionalen Verschlossenheit schwer, sich in sie einzufühlen. Sie klagt nicht über das Lebensende, sondern über etwas anderes, nämlich darüber, dass sie nirgendwo mehr eine Anstellung gefunden hat; sie war stolz, im Kunsthandwerk und im Verkauf von Kunstwerken arbeiten zu können, und sie hat aus dieser Tätigkeit ihren Lebenssinn bezogen. Die Firma hat sie schließlich nicht mehr gebraucht, sie ist entlassen worden, noch bevor sie erkrankte. Was erst seltsam erscheint, dass sie angesichts ihres Todes über den Verlust des Arbeitsplatzes klagt,

---

18 Vgl. Christoph Wulf, Anthropologie – Geschichte – Kultur – Philosophie, Reinbek: Rowohlt Taschenbuch Verlag, 2004, 176: „Wir müssen uns entwerfen und uns in unterschiedlichen Inszenierungen aufführen. Um uns wahrnehmen, begreifen und verstehen zu können, inszenieren wir uns; in diesen Inszenierungen und ihren Wirkungen auf andere Menschen sowie deren Reaktionen auf unsere Handlungen erfahren wir uns." Zu dem Verhältnis von Inszenierung, Performanz und Verstehen vgl. Joachim Küchenhoff, Klaus Wiegerling, Leib und Körper, Göttingen: Vandenhoeck & Ruprecht, 2008, insbesondere 90 ff.

das klärt sich rasch auf: sie möchte nicht wertlos sein, und der Tod erscheint ihr wie die endgültige Bestätigung, überflüssig geworden zu sein. Sie hat zuhause das gleiche Gefühl gehabt: Ihr Mann, wesentlich vitaler, aber auch unbekümmerter als sie selbst, führt schon seit Jahren ein sehr eigenständiges Leben. Ob er fremdgeht, das bleibt unklar. Aber er ist kaum zu Hause. Für ihn ist sie nicht wichtig, so meint sie.

In diesem Fall bedeutet Sterbebegleitung nicht einfach, für Frau A da zu sein, das wäre zu unbestimmt und vernachlässigte ihre Individualität. Es bedeutet zunächst, offen zu sein für ihre Äußerungen, sie zu erahnen, für sie zu formulieren, da sie es selbst nicht kann. Und es bedeutet, ihr zu vermitteln, dass das, was sie darstellt und was sie bewirkt, für andere einen Wert behält, sie also auch in der Therapie anzuerkennen. Genau das macht sie dem Therapeuten nicht leicht, da sie sich entzieht und sich so wenig spürbar äußert, allenfalls auf eine verhaltene, indirekte Weise klagt. Dennoch gilt: Ihr eigener Tod, das ist nicht die Trennung oder die Vernichtung, sondern der Wertverlust. Und an diesem Selbstwert gilt es therapeutisch zu arbeiten, auch und gerade angesichts ihres Todes, und nicht etwa an der Verleugnung der Todesdrohung.

Klinische Vignette II:

Herr B ist sich sehr bewusst, dass er nicht mehr lang zu leben hat. Er leidet an einem unbehandelbaren Pankreaskarzinom; er erhält gleichwohl eine palliative Chemotherapie. Er ist in die Klinik gekommen, weil er manisch entgleist ist. Er ist 77 Jahre alt und geistig vollkommen geordnet. Er war im Laufe seines Lebens schon mehrfach wegen seiner bipolaren Störung in Behandlung, das letzte Mal aber liegt Jahrzehnte zurück. Er ist schon lange verheiratet, seine Frau ist duldsam und zurückgenommen, dem sehr temperamentvollen und hyperthym gestimmten Ehemann ergeben.

Die manische Entgleisung ist Herrn B.s persönliche Reaktion auf die Mitteilung der Diagnose; sie entspricht einer leicht verständlichen Abwehr: in der Manie lässt sich alles umdrehen, die Ohnmacht wandelt sich in das Gefühl großer Handlungsspielräume, das es ihm erlaubt, sein Konto abzuräumen. Die Manie ermöglicht ihm, mit Beharrlichkeit nach einer Jugendfreundin zu forschen, die er als seine große unerreichte Liebe ansieht. Es ist, als wäre es möglich, das Leben noch einmal umzukehren, noch einmal von vorn anzufangen.

Die psychotherapeutische Behandlung beschert ihm, so scheint es zunächst, nichts Gutes: was hat sie ihm zu bieten? Therapie bedeutet Absturz aus einem Hochgefühl auf den Boden des Bewusstseins der auf wenige Wochen verkürzten Lebensspanne. Dort bleiben die therapeutischen Gespräche freilich nicht stehen; sie ermöglichen, dass Herr B nicht weiter in eine Depression abstürzt; stattdessen trifft er Vorkehrungen für den Zeitpunkt seines Sterbens. Er weint oft, aber die Tränen sind rasch wieder getrocknet.

Es sind zwei Bilder, die ihn in den weiteren Gesprächen leiten. Das eine greift zurück auf seine Herkunft; seine Vorfahren waren im 17. Jahrhundert österreichische Revolutionäre, die in der Schweiz Fuß gefasst haben. Diese österreichische Erbschaft wird ihm wichtig, er identifiziert sich mit den Gestalten der Familiengeschichte und wird im eigenen Selbstgefühl selbst zum Held, der den Angriff der todbringenden Krankheit pariert. Auch wenn er weiß, dass er nicht siegen wird, so weiß er doch, dass er auf sich als einen Kämpfer stolz sein kann.

Das zweite Bild greift voraus in die Zukunft. Er möchte sich noch einen Wunsch erfüllen, er möchte noch einmal „abheben“, und er meint es ganz wörtlich: er, der früher viel unterwegs war, möchte noch einmal fliegen dürfen, er möchte seinen Sohn in London besuchen, nur für ein oder zwei Tage. Er ist sehr überrascht, dass ich in den Therapiegesprächen diesen Wunsch nicht als Symptom einer Manie abtue, sondern ernst nehme und aufgreife und mit ihm daran arbeite, den Wunsch zu realisieren, d. h. ins Realistische zu übersetzen: Wir einigen uns auf einen Rundflug in der Schweiz, dabei kann er begleitet werden von einer Pflegefachfrau der Klinik. Allein wäre es ihm nicht mehr möglich zu reisen. Der Flug wird zur Versicherung, dass die wenige Zeit, die ihm bleibt, ausgefüllt bleiben und aktiv gestaltet werden kann. Nicht der Flug selbst ist entscheidend, sondern es sind die Spielräume, die Gestaltungsspielräume am Ende des Lebens – er möchte sich dem Tod nicht ausliefern, sondern ihm noch ein Stück Lebendigkeit gleichsam abtrotzen. Dieser Kampfesmut gehört zu ihm, auch wenn er nicht manisch wird. Es wird seine Form zu sterben sein.

Diese persönliche Art, dem Tod zu begegnen, ist, anders als die Manie, nicht als Abwehr misszuverstehen. Herr B findet zu einer Haltung, die sich durchaus als „duality of thinking“[19] oder als „middle knowledge“ verstehen lässt: Der Tod wird nicht verleugnet, aber das starke Begehren, zu leben und sich am Leben zu beteiligen, wird nicht einfach dem Tod vorauslaufend geopfert. Das Bewusstsein des Sterbeprozesses und die Bereitschaft, das Leben weiter zu gestalten, bestehen nebeneinander; sie sind nicht voneinander dissoziiert, sondern behaupten ihr Recht nebeneinander.

Entscheidend, um das noch einmal zu betonen, ist in der Therapie mit Sterbenden, offen zu sein für das, was sie selbst in die Therapie einbringen, so dass sie nicht so sterben, wie es dem Therapeuten als angemessen vorschwebt, sondern wie es ihnen selbst entspricht. Dafür ein feines Ohr zu behalten, es auszuhalten, genau hinzuhören, das erfordert vom Analytiker nichts, was er sonst nicht auch tun würde, allerdings unter den zugespitzten Voraussetzungen erhöhter persönlicher Betroffenheit und Orientierungslosigkeit.

Präsenz und Beziehung

Zu der Offenheit des Therapeuten gehört seine Präsenz, seine emotionale Präsenz. Ein feines Ohr für den anderen zu haben, bedeutet in jeder Therapie, sich gut oder „gut genug“ auf ihn oder sie einzustellen. Angesichts des Todes ist es das Beziehungsangebot, das hilfreich ist. Es ist nicht spezifisch für den Analytiker; nicht allein gelassen zu werden in einer Situation unvertretbarer Einsamkeit, das ist ein großes Privileg, und es wird in erster Linie die Aufgabe der nächsten Bezugspersonen sein. Dennoch kann die Präsenz des Therapeuten wichtig sein, um im therapeutischen Gespräch, auch und gerade dann, wenn es um den Schmerz und

---

19 Stephen Mitchell, The treatment of choice, in: Susan Fairfield, Lynne Layton & Carolyn Stack (Ed.), Bringing the plague. Towards a postmodern psychoanalysis, New York: Other Press, 2002, 103 – 111, zitiert nach: Norman Straker (Ed.), Facing cancer and the fear of dying, Maryland: Jason Aronson, 2014, 66.

die Angst geht, Emotionen zu teilen und im Gespräch „Gegenwartsmomente“, now moments, zu schaffen, also eine emotional geteilte Präsenz, die gut tut, wohl auch, weil sie – unabhängig vom Inhalt des Besprochenen – eine Erfahrung im Hier und Jetzt ermöglicht, die gleichsam dem Tod entgegen gesetzt ist, weil sie eine emotionale Lebendigkeit, gerade im Ausdruck des Schmerzes, ermöglicht. Es ist nicht notwendig, noch weiter auf diesen Punkt einzugehen, nicht weil er unbedeutend wäre, sondern weil er für jede Form der Sterbebegleitung, wenn sie denn auf Anteilnahme beruht, gültig ist.

In Worte fassen und erzählen können

Was hingegen spezifischer mit der analytischen Begleitung zu tun hat, das ist die Möglichkeit, gegenwärtig aufsteigende Affekte in Worte zu fassen, für katastrophische Ängste Worte zu finden. In sehr unterschiedlichem Ausmaß ist es notwendig und wichtig, als Therapeut für den Anderen Worte zu finden. Schon die beiden Patientenbeispiele konnten das zeigen. Herr B verfügt über ein reiches Arsenal von Bildern und Erzählungen; die Therapie kann an den in Erzählungen eingefügten Bildern der österreichischen Freiheitskämpfer, die seine Vorfahren waren, anknüpfen, oder an der Wunschphantasie des „noch einmal Abhebens“, die ja durchaus eine phallische Phantasie eines 77-jährigen ist. Bei Frau A ist das anders, ihr fehlen die Worte weitgehend, und hier ist der Therapeut aufgefordert, für sie Bilder zu finden, oder die Klage über den Verlust ihrer Arbeit überhaupt als Bild wahrzunehmen, was nicht selbstverständlich ist, weil dieses Bild so eng an die konkrete Situation angeknüpft erscheint, dass es nicht leicht ist, in ihr die Metapher der Werthaltigkeit des eigenen Lebens zu erkennen.

Die Sterbebegleitung hat prinzipiell diese Aufgabe, dem Unrepräsentierbaren und Unerzählbaren eine Stimme oder eine Geschichte zu geben zu versuchen. Der Tod ist ein fundamentales Trauma, wenn denn das Trauma als eine Erfahrung, die den Horizont der eigenen Bearbeitungs- und Vorstellungs- (Repräsentations-) Fähigkeit übersteigt, aufgefasst wird. Und er bleibt es; denn anders als bei jedem anderen Trauma gibt es kein Jenseits des Todes. Das macht Schematisierungen des Sterbeprozesses so schwierig, auch in seiner bekanntesten Spielart, nämlich der von Elisabeth Kübler-Ross.[20] Das fünfte und letzte Stadium in dem Prozess der Auseinandersetzung mit unheilbarem Leiden heißt bei ihr Akzeptanz; es ist zu bezweifeln, ob dies ein regelhaft erreichbares Stadium ist, darüber hinaus aber ist fraglich, ob der Verarbeitungsprozess den vorgezeichneten, gleichsam ordentli-

---

20 Elisabeth Kübler-Ross, Interviews mit Sterbenden, München: Droemer Knaur, 2001.

chen Weg geht, der mit Verleugnung beginnt, über Verzweiflung, Aushandlungsprozesse, Depression schließlich bis zur Annahme des Todes führt. Da es kein Überschreiten der Todeserfahrung geben kann, kann – anders als ein Trauma, das gewesen ist und das vielleicht irgendwann einmal angeeignet wird – das fundamentale Trauma Tod nicht integriert werden. Das entwertet die Bilder und Erzählungen der Sterbenden nicht. Sie sind wichtig, weil sie die Verbindung mit dem Leben herstellen und das Sterben zurück an das Leben anbinden. Sie können nicht vergessen machen, dass dieses Leben zu Ende geht.

Eine Sterbebegleitung nimmt also die Momente des Lebens eines Menschen ernst, die er noch hat. Sie integriert, in einer enormen zeitlichen Verdichtung, die letzten Erfahrungen – in das Leben. Je stärker sich ein Mensch eine Vorstellung machen, ein Bild entwerfen kann über den Tod, der zu seinem Leben gehört, um so kürzer wird die traumatische Zerstörung, die katastrophische Zerstörung am Ende. Es gibt eben, anders als bei anderen Traumata, kein Durchschreiten der Verzweiflung, wie am Anfang des Lebens. Und doch macht es Sinn, den Tod so zu behandeln, als sei er zu „traversieren". Sterbebegleitung besteht somit in der paradoxen Aufgabe, ein erwartbares, sicheres und zukünftiges Trauma in das Leben zu integrieren, aber eben nur als bevorstehendes. Im zweiten Teil wird es exemplarisch um diese Frage gehen, die Frage nach der Erzählbarkeit des Sterbens.

2 Erzählbarkeit des Sterbens? Der Tod des Schriftstellers Wolfgang Herrndorf

Als Beispiel für einen Sterbeprozess und für die Bilder, die sich dabei einstellen, wird nun kein weiteres klinisches Beispiel zu Hilfe genommen, sondern ein veröffentlichter Text eines Schriftstellers, der uns – nachträglich – durch sein Buch „Arbeit und Struktur" an seinem Sterben teilhaben lässt, der auch schon während der Zeit seines Ringens mit Krankheit und Tod eine ständig größer werdende Zahl von Personen hat unmittelbar daran teilnehmen lassen. Im September 2010 hatte Wolfgang Herrndorf einen Blog für die Öffentlichkeit bereitgestellt, nachdem er im Februar 2010 die Diagnose eines Glioblastoms des Gehirns erhalten hatte. Für seine Freunde hatte Herrndorf bereits ab März 2010 ein digitales Tagebuch geführt, das er dann zum Blog erweiterte. Das Blog endet mit dem aus fremder Hand geschriebenen, todverkündenden Satz: „Wolfgang Herrndorf hat sich am Montag, den 26. August 2013 gegen 23.15 Uhr am Ufer des Hohenzollernkanals erschossen." Das Tagebuch und später das Blog setzen sich mit allen Phasen des Krankseins, der Behandlung und dem eigenen Sterben auseinander. Am 6. Dezember 2013 ist das Blog als Buch erschienen, unter dem Titel *Arbeit und Struktur.* Wolfgang Herrndorf hatte schon früher einige Texte veröffentlicht, die allerdings nicht besonders beachtet worden waren. Während der drei Jahre, die ihm nach der Diagnosestellung blieben, hat er die Bücher geschrieben, die ihn berühmt gemacht haben. *Tschick* (2010) hat ihm zu Lebzeiten zum Durchbruch und zu finanziellem Wohlstand verholfen; es folgten *Sand* (2011) und – posthum – das Fragment *Die Geschichte einer wahren Liebe* (2014).[21]

Wolfgang Herrndorf begleitet seine eigene Erkrankung durch eine öffentlich gemachte Blog-Tagebuchführung. Diese Einträge, Tag für Tag, aber ohne verpflichtende Regelmäßigkeit, geben dem Text eine Aura von Authentizität, die freilich nicht vergessen machen kann, dass es dennoch ein literarisches Produkt ist, denn mit der Veröffentlichung ist klargestellt, dass das Blog sich an eine Leserschaft richtet. Die Erfahrung wird also literarisiert, und das bedeutet: sie wird eingebunden in ein Narrativ. Wolfgang Herrndorf leistet – als Schriftsteller – selbst das, was im letzten Punkt des ersten Teils beschrieben worden ist: er versucht ununterbrochen, das Unfassbare in Worten zu fassen und es erzählbar zu machen, und er lässt die Leser direkt daran teilhaben. Der Leser spürt das, was der Autor wohl auch selbst beim Schreiben gespürt hat: Durch die Tatsache, dass die sehr belastende Erfahrung durch den Filter seiner Sprache hindurchgeht, wird der Schock der traumatischen Erfahrung, von der Diagnosestellung bis hin zum Sterben, aufgehalten, eingedämmt – nicht vernichtet, aber doch verdaulicher, fassbarer gemacht.

Wir hören keine Anklagen in diesem Text. Stattdessen wird das Ganze auf die „biochemische Lotterie“ verlagert.[22] Die Frage „warum ich?“ wird nicht gestellt. Das wichtigste Bild, das den Kranken leitet, wird schon im Titel ausgesprochen: „Arbeit und Struktur“. Das ist der Weg, den Wolfgang Herrndorf wählt und den er bis zum letzten Moment gehen wird. Sein Vorbild ist ein Richter, ein Leidensgefährte, der ebenfalls an einem Glioblastom erkrankt ist und 16 Jahre überlebt. „Er fing sofort wieder an zu arbeiten, informierte alle Leute, dass ihm jetzt die Haare ausgingen, sich sonst aber nichts ändere und alles weiterlaufe wie bisher, keine Rücksicht, bitte. Er ist Richter. Und wenn mein Entschluss, was ich machen wollte, nicht schon vorher festgestanden hätte, dann hätte er nach diesem Telefonat festgestanden: Arbeit. Arbeit und Struktur.“[23] Wolfgang Herrndorfs Kampf um Arbeit und Struktur zielt darauf ab, die eigene Autonomie so lange wie

---

21 Wolfgang Herrndorf, Tschick, Berlin: Rowohlt, 2010; ders., Sand, Berlin: Rowohlt, 2011; ders., Arbeit und Struktur, Berlin: Rowohlt, 2013; Wolfgang Herrndorf, Bilder deiner großen Liebe: Ein unvollendeter Roman, Berlin: Rowohlt, 2014.

22 Herrndorf, Arbeit und Struktur (s. Anm. 21), 181.

23 A.a.O. 114.

irgend möglich zu bewahren. Während das schicksalhafte Fehlgehen der „biologischen Lotterie" das Subjekt entmächtigt, schafft das Grundprinzip „Arbeit und Struktur" eine – freilich nicht dauerhafte, sondern täglich neu zu erkämpfende – Selbstverfügbarkeit, weil so das Alltagsleben nicht von der Krankheit beherrscht wird. Der Gedanke, sich das Leben nehmen zu können, die „Exitstrategie", bewahrt die Autonomie bis zum Augenblick des Todes. „Aber die Gewissheit, es selbst in der Hand zu haben, war von Anfang an notwendiger Bestandteil meiner Psychohygiene."[24] Am Schluss nutzt Wolfgang Herrndorf die lang vorhergeplante Exitstrategie auch tatsächlich und erschießt sich. Bis zum Ende wird zuvor aber die Arbeitshaltung bewahrt. Wir können ihm auf den letzten Seiten des Buchs, dort, wo das Wachstum des Glioblastomrezidivs schon sehr weit fortgeschritten ist, gleichsam zusehen, wie er um Worte ringt, in einem Stadium des bereits hirnorganisch bedingten Sprachzerfalls.

Zu Arbeit und Struktur gehört in gewisser Weise auch – hierin ist der Autor dem zweiten Patienten, Herrn B, vergleichbar – die Manie: es soll nun alles sehr viel schneller gehen. Und das ist ganz unmittelbar einsichtig: wem nicht viel Zeit bleibt, der muss die Zeit nutzen, das noch erledigen, was er sich vorgenommen hatte, in dem Fall des Autors: die noch zu schreibenden Bücher. „Arbeit und Struktur" beizubehalten, das bedeutet auch, sich in der eigenen Lebensplanung nicht vom Tumor bestimmen zu lassen. Wolfgang Herrndorf weiß von der Abwehrkraft der Manie: „Wie Manie und Größenwahn sich zuverlässig zurückmelden, wenn mir der Arsch auf Grundeis geht."[25]

„Zwischen dem 3. und dem 6. März höre ich auf zu schlafen. Mein Hirn läuft auf Hochtouren. Ich schreibe den ganzen Tag, brauche keine Pause mehr und stelle fest, dass meine geringe Lebenserwartung sich durch das Nichtschlafen fast verdoppelt. Normal habe ich so um die 300 Anschläge pro Minute. In diesen Stunden schaffe ich mindestens das Doppelte."[26]

Dass es im Sterbeprozess nicht darum geht, die Abwehr aufzuheben, also auch Takt gegenüber dem Sterbenden zu wahren, damit er seinen eigenen Takt findet, das ist Wolfgang Herrndorf selbst ein Anliegen. Er spürt, dass er den nahenden Tod nicht verdrängen kann. Aber er kämpft um die Verdrängung, die immer wieder zusammenbricht und immer wieder aufgebaut wird. Das Bild, das Wolfgang Herrndorf für sich nutzt, ist ein konkretes, nämlich die „sehr plastisch vorgestellte Walther PPK in meinem Kopf.., um jeden unangenehmen aufkommenden Gedanken zu erschießen: Peng, Peng. ... Dass meine Lippen gelegentlich

24 A.a.O. 50.
25 A.a.O. 250.
26 A.a.O. 116.

lautlos und dann immer öfter auch nicht lautlos ‚peng, peng' dazu machen, ist mir herzlich egal, und auch, ob ich dabei allein oder in der Öffentlichkeit bin."[27] Dort, wo die unbewusste Autoregulation durch einen Abwehrmechanismus nicht mehr reicht (Verdrängung), wird eine bewusste, konkretistisch anmutende Verfahrensweise eingesetzt: die Gedanken werden erschossen!

Später werden es zwei Instanzen, die in ihm kämpfen. Sie erhalten Namen. Auf der einen Seite steht die Walther-Pistole, die unpassende Gedanken, die letztlich immer Gedanken an den Tod sind, verscheucht. Auf der anderen Seite wird das memento mori nicht stillgestellt: „Zuerst nur in Form einer Störinstanz, und ich meine ziemlich genau zu spüren, wo in meinem Kopf sie sich befindet: zentral hinten. Da sitzt etwas und ruft: Du stirbst." Diese Instanz wird als „Wilhelm Störer" personifiziert.[28] Der Text beschreibt (Pseudo-)Halluzinationen, innere Stimmen, die miteinander streiten. Der Gedanke an den Tod drängt sich auf, lässt sich nicht wegschieben. Gegen ihn wird dann immer wieder ein Gegengedanke, der beruhigende Gedanke, er könne seinem Leben ja mit der Pistole ein Ende setzen, gestellt. Der Abwehrkampf wird, da die Verdrängung nicht gelingt, zum Kampf zweier Seiten der eigenen Persönlichkeit, die als dialogische Stimmen auftreten. Was dem Psychiater schnell als behandlungsbedürftige Pathologie erschiene, stellt sich hier unmittelbar als Lautwerden und innere Aufführung eines persönlichen Ringens dar.

Eine Spielart der Affektflucht ist die emotionale Selbstdistanzierung und die Umwandlung der eigenen Person in ein Studienobjekt, wobei er seine Befunde den Lesern mitteilt: „die mühsame Verschriftlichung meiner peinlichen Existenz"[29] nennt er diese Art und Weise, sich zu artikulieren, und d. h. immer auch: sich zu zergliedern. Nachdem er einen epileptischen Anfall erlitten hat, kommentiert er: „Ich schlage vor, das nächste Mal kleine Oliver-Sacks-Experimente zu machen." Er macht sich zum Fall, den zu beschreiben sich lohnt. Das Wissen, das er anhäuft, ist besonderer Art, es ist ein Wissen um die Todesnähe: „Man wird nicht weise, man kommt der Wahrheit nicht näher als jeder. Aber in jeder Minute beim Tod zu sein, generiert eine eigene Form von Erfahrungswissen."[30]

Wolfgang Herrndorf weiß darum, wie sehr das Sterben ein Kampf um die und auch gegen die Zukunft ist. Er arbeitet auf seine Weise selbst mit und an der Zeit. Da die Gegenwart, durch die Arbeit strukturiert, erträglich und durchaus auch schön ist, wird der Versuch unternommen, die Zukunft als unberechenbare

---

27 A.a.O. 118.
28 A.a.O. 120.
29 A.a.O. 405.
30 A.a.O. 227.

Zukunft abzuschaffen: „Die Zukunft ist abgeschafft, ich plane nichts, ich hoffe nichts, ich freue mich auf nichts außer den heutigen Tag. Den größeren Teil der Zeit habe ich das Gefühl, tot zu sein [...] Die Zeitspanne, in der ich in die Zukunft denke, oft keine zehn Sekunden mehr, teilweise regrediert auf den Gemütszustand eines Fünfjährigen."[31]

Nun kommt auch der Schriftsteller, der seine literarische Arbeit dem Tod abringt, nicht ohne Menschen und ihre Anteilnahme aus. Offenbar hatte Wolfgang Herrndorf bis zur Erkrankung das Gefühl, Menschen nicht dringlich zu brauchen. Deshalb fällt es ihm schwer, sie nun in einer angemessenen Weise einzubeziehen. Hier wird deutlich, dass „Arbeit und Struktur" keine ideale und willkürlich gewählte Lösung ist, sondern eine, die zum Leben des Autors und seinen Zielsetzungen passt – mit allen im Sterbensprozess machtvoll sich zeigenden Defiziten. Wenn er andere braucht, dann kommt dieses Verlangen fast triebhaft und unbeherrschbar zum Austrag. Das ist der Fall, wenn katastrophische Ängste und Gefühle einer extremen Panik ihn einholen; in diesem Zustand fleht er einen Taxifahrer an, der ihn zu Freunden bringt, an der Tür zu klingeln, er bietet dem Taxifahrer sehr viel Geld an, doch dieser versteht ihn nicht.[32] Er hatte sich in die Wohnung eines Freundes, Holm, selbst und eigenmächtig eingeladen, er kündigte einen großen Auftritt an, er wolle anlässlich des Vortrags eines neuen Textes zeigen, dass er das Welträtsel nun gelöst habe. Aber er kommt in seiner Ansprache oder seiner Autorenlesung nicht weiter, denn er hat sich ja nichts aufgeschrieben. Diese Situation wird ohne einen Anflug von Scham durchlebt. Die Anderen sollen teilnehmen an einer grandiosen Inszenierung: wenn er die Weltformel entdeckt hat, dann ist der Tumor belanglos, und die Anderen sollen beglaubigen, dass es so ist. Dahinter aber – so ist wohl die fehlende Scham zu verstehen – verbirgt sich der brennende Wunsch, den Anderen zu zeigen, auf eine psychotisch-grandiose Weise, wie angewiesen er auf sie ist – und die Freunde reagieren ja auch darauf und weisen ihn in die Psychiatrie ein. Es fällt ihm schwer, anders die große Not mitzuteilen, in der er steckt. Und doch merkte er mehr und mehr, dass Präsenz und Beziehung ihm immer wichtiger werden.

Zusammenfassung

Die Diagnosestellung bewirkt bei Wolfgang Herrndorf eine Steigerung des eigenen Lebensvollzugs. Er wird sich seiner Umwelt, der Schönheit des Augenblicks und

31 A.a.O. 218.
32 A.a.O. 137.

seiner Arbeitsanliegen bewusst. Alle psychische Energie, alle Abwehrstrategien richten sich darauf, bis zuletzt Schriftsteller zu bleiben, der eigenen Arbeit nachzugehen, die erst dann nicht nur Beruf ist, sondern zur Berufung wird: diese Arbeit wird über seinen Tod hinaus, bis heute und weiterhin, das Gedenken an ihn am Leben halten. De M'Uzan[33] hatte am Beispiel der Psychoanalyse mit einer Sterbenden gezeigt, dass weniger Abschied und Trauer das Gespräch beherrschten, sondern eine außergewöhnliche libidinöse Expansion und eine intensivierte Beziehungssuche. Das gilt auch für Wolfgang Herrndorf, wobei sich bei ihm die Libido auf die Arbeit richtet, auf sein literarisches Werk, in dem er sich verwirklicht, mehr als in gesunden Tagen. Natürlich könnte der Psychoanalytiker Anstoß nehmen an der Art und Weise, wie Wolfgang Herrndorf nicht trauert, wie er andere Menschen zunächst wegstößt, wie er mit seinen Affekten nicht klarkommt. Aber gerade darum geht es: an diesem Beispiel zu zeigen, wie eine Normierung des Sterbeprozesses völlig inadäquat ist, wie es vielmehr darum geht, dass auch die letzten Stadien des Lebens zu der Person passen können, die das Leben gelebt und gestaltet hat. Und das macht „Arbeit und Struktur" so eindrucksvoll: bis buchstäblich zum letzten Augenblick bleibt Wolfgang Herrndorf Schriftsteller, oder besser gesagt: angesichts des Todes wird er Schriftsteller, und er gibt diese Position nicht an den Tod ab. Er zeigt uns, wie es möglich ist, jenseits oder diesseits aller Klassifizierungen, auch ohne die dauernde Hilfe eines Therapeuten oder Seelsorgers, einen eigenen Tod zu finden. Nina Pauer hat in der „Zeit" vom 13.12.2013 zu Recht betont: „Im Angesicht des Sterbens wird Wolfgang Herrndorf zu jemandem, der wieder absolut mit sich selbst rechnen kann."[34]

In *Zeitgemäßes über Krieg und Tod* hatte Sigmund Freud betont, dass das Unbewusste nicht an den Tod glaube; in jedem literarischen Werk suchen wir nach einer Bestätigung, dass eventuell der Held stirbt, wir aber als Leser weiterleben. „Auf dem Gebiete der Fiktion finden wir jene Mehrheit von Leben, deren wir bedürfen. Wir sterben in der Identifizierung mit dem einen Helden, überleben ihn aber doch und sind bereit, ebenso ungeschädigt ein zweites Mal mit einem anderen Helden zu sterben." Der Choc, den Wolfgang Herrndorf auslöst, ist, dass er mit seiner nüchternen Sprache diese unbewusste Schein-Sicherheit unterläuft. Wenn Freud schreibt: „Der erwachsene Kultivierte wird den Tod eines anderen auch nicht gern in seine Gedanken einsetzen, ohne sich hart oder böse zu erscheinen; es sei denn, daß er berufsmäßig als Arzt, Advokat u. dgl. mit dem Tode

33 Vgl. Michel de M'Uzan, Der Tod gesteht nie, in: ders., Identität und Tod. Psychoanalytische Essays zur Theorie der Klinik, Gießen: Psychosozial-Verlag, 2014.

34 http://www.zeit.de/2013/50/wolfgang-herrndorf-tagebuch, abgerufen am 1.2.2015.

zu tun habe"[35], dann schneidet uns Lesern Wolfgang Herrndorf die Flucht ab. Zugleich aber schockiert das Buch nicht nur. Im Sinn der Existenzerhellung von Karl Jaspers[36] erscheint der Tod bei Wolfgang Herrndorf als eine Grenzsituation, bei der es darauf ankommt, wieder zu sich zu kommen, in sein eigenes Selbstsein zu finden – und das ist das Berührendste und zugleich Hoffnungsvolle am Buch: das Innewerden des Memento mori, auch der darin liegende latente Appell, angesichts des Todes etwas aus seinem Leben zu machen. Indem diese ars moriendi im Grunde zur ars vivendi[37] wird, knüpft Wolfgang Herrndorf an eine antike Tradition an, die ihre Bedeutung auch heute nicht eingebüsst hat.

---

35 Sigmund Freud, Zeitgemässes über Krieg und Tod, Gesammelte Werke, Bd. X, London: Imago, 1946), 323–355, hier: 344.

36 Karl Jaspers, Philosophie, zweites Buch: Existenzerhellung, Berlin/Göttingen/Heidelberg: Springer, [2]1948, 485.

37 Andreas Stähli, Antike philosophische Ars moriendi und ihre Gegenwart in der Hospizpraxis, Berlin: Lit, 2010.

Eberhard Hauschildt

Hermeneutik und Praxis symbolischer Kommunikation

Seelsorgetheoretische Annäherungen zu Vertrauensbrücken, Gemeinschaftswahrnehmungen, Resilienzgeschehen

These 0: Symbolische Kommunikation da, wo nichts mehr passt, passt zu weisheitlicher Praxis; sie wird in der Forschung für Theorien und Professionen passend gemacht.

Symbolische Kommunikation hat es mit mehrdeutigen Äußerungen zu tun und geht mit diesen kommunikativ, in Wechselseitigkeit von beteiligten Personen, um. In Interaktionen mit Sterbenden ist es wahrscheinlich, dass Symbolisches auftritt: Metaphern und Bilder und Szenen von Leben und Sterben und Weiterleben. Das alles passt freilich nicht so recht zu den professionalisierten Routinen der Medizin und steht in den klassischen medizinischen Theorien im Abseits. Die faktisch kommunizierten Symbole und die faktische Symbolkommunikation gehen aber auch nicht so einfach von den professionalisierten christlichen Routinen von Bibelglauben, Gebet und letzter Ölung aus und sind in der theologischen Lehre von Tod und Auferstehung nicht so recht abgebildet.

Eine seelsorgetheoretische Annäherung wird laut der Themastellung von mir gewünscht – an ein mehrdeutig-symbolisches Phänomen. Dabei gehört zu dessen Mehrdeutigkeit doch auch, dass Unterschiede zwischen psychologisch, spirituell und religiös kaum deutlich sind. Das Handeln der beteiligten Professionellen aus Medizin, Psychologie, Seelsorge bekommt hier faktisch einen stark weisheitlichen Charakter. Damit meine ich: Die jeweilige individuelle Persönlichkeit der Ärztin, des Psychologen, der Seelsorgerin wird immens wichtig, ethische Grundhaltungen sind gefragt und Narrationen und Imaginationen prägen das Sprechen.[1]

1 Man vergleiche dazu die Literatur der großen Personen des Spiritual Care wie etwa Elisabeth Kübler-Ross, Cicely Saunders, Christina M. Puchalski, allesamt religionstheoretische Laien. Einen deutlichen Fortschritt bietet demgegenüber Erhard Weiher, Diplomphysiker und katholischer Theologe (in: *Erhard Weiher*, Das Geheimnis des Lebens berühren. Spiritualität bei Krankheit, Sterben, Tod. Eine Grammatik für Helfende, Stuttgart: Kohlhammer, [4]2014). Auch dieser argumentiert in seinem Buch, gerichtet hauptsächlich an Professionelle in Medizin und Pflege, letztlich weisheitlich: Er nimmt seine Aussagen, da wo es nicht mehr anders geht, als seine individuell-persönliche Erfahrung und sein eigenes damit verbundenes Anliegen (vgl. z. B. ebd. 19 u. 395). Aber das Buch zielt dezidiert auf eine Grammatik des Spiritual Care, die theoretisch ver-

DOI 10.1515/9783110532524-007

Ich gehe nun nicht, wenigstens zunächst nicht,[2] den Weg, selbst weisheitlich über den Gegenstand zu kommunizieren. Als Seelsorgetheoretiker bin ich ja schließlich angefragt, und Seelsorgetheoretiker zu sein ist mein Beruf.

Seelsorgetheoretisch zu reflektieren, das bedeutet dann das Spiel, eine Differenz aufzumachen in der Interpretation eines Phänomens menschlicher Interaktion. Und das heißt hier auch, im Sinne einer Theorie von Praxis, die professionskonzeptionelle und organisationenbezogene Logik zu verfolgen, in meinem Fall die von Theologie und von Kirche in der Klinik. Theorie ist zudem eine Sicht auf die Phänomene aus der Distanz, einer Distanz, in der die Kontexte mit in das Bild gehören.

Im Einladungstext zur Tagung, die diesem Studienband vorausging, ist im ersten Satz vom „Wunsch, Sterbende in ihrer Symbolsprache zu verstehen" die Rede. Ein interdisziplinärer Austausch soll dazu beitragen. Ich habe mich im Folgenden dazu entschieden, nicht – was auch denkbar gewesen wäre – eine Art Bericht zur Seelsorgetheorie-Literatur dazu zu liefern, auch nicht einen exemplarischen Abschnitt aus einem Seelsorgegespräch seelsorgetheoretisch durchzuanalysieren. Ich arbeite mich stattdessen im Folgenden streng an der Frage ab: Was bringt eine seelsorgetheoretische Perspektive ein, was ist daran spezifisch und wie ist das als Beitrag für das interdisziplinäre Gespräch geeignet? Ich versuche zu beschreiben und zu plausibilisieren, was von kirchlichen Seelsorgerinnen und Seelsorger in der Praxis des Umgangs mit symbolischer Kommunikation zu erwarten ist.

So zu fragen geht gewissermaßen einen Schritt zurück, weil es noch einmal nachfragt, was denn involviert ist bei der Interpretationsarbeit an Symbolen. Aber es ist auch, so hoffe ich, ein Schritt voraus, weil es auch hinlenkt auf die Frage: Wozu Seelsorgetheorie? Mir geht es um die Wahrnehmung dessen, was es erbringt, solche weisheitliche Praxis symbolischer Kommunikation mit Sterbenden in den Rahmen „Seelsorge" zu stellen. Das ergibt auch einen Beitrag dazu, bei dem theoretischen Blick auf symbolische Kommunikation die Zielperspektiven wahrzunehmen. Worauf läuft solche symbolische Kommunikation hinaus?

---

antwortete Unterscheidungsbegriffe einführt, soweit sie für das Erlernen von Grundformen des Spiritual Care sich als hilfreich erweisen. Damit liefert es selbst, so meine ich, auch für die Darstellung von Seelsorgetheorie sehr bemerkenswerte Anregungen (vgl. dazu: *Eberhard Hauschildt*, Von einer Spiritual-Care-Darstellung für die Seelsorgetheologie lernen. Zum Buch von Erhard Weiher, in: Pastoraltheologie 104 [2015], 326 bis 344).

2 Im letzten Absatz dieses Artikels werde ich dann bewusst selbst darauf einschwenken.

I Verstehen symbolischer Kommunikation beim Sterben als Anliegen im System Gesundheitswesen

These 1: In der postmodernen Situation des Sterbens als Teil kollektiver Gesundheitsbehandlung und privatisierter Religion wird das Verstehen symbolischer Kommunikation zur weisheitlichen Praxis von Spiritual Care in der Doppelobhut von Medizin und Theologie.

Wir bewegen uns faktisch, wie der Einladungstext zeigt, bei einem Phänomen, das heute mehrheitlich in der klinischen Praxis auftaucht, weil eben dort gestorben wird. Wir suchen damit das Phänomen auf, wie es sich in der Topgestalt des Gesundheitssystems, der Gesundheitsorganisation Klinik, findet.

Machen wir uns klar: Das ist etwas anderes als in der Vormoderne: Dort geschah das Sterben im Kontext einer lokalen kollektiven Religionsbehandlung mit ihren Ritualen und, nachdem der Medizinmann ausgestorben war, dann auch von Medizin, aber eben privatisierter Medizin – manche konnten sich Ärzte leisten, die meisten nicht. Die Situation heute ist aber auch anders als in der Moderne des 19. und des 20. Jahrhunderts: Hier war eine Ausdifferenzierung und dann eine Separierung von Medizin und Religion erfolgt. Für physische Heilung die Medizin und für seelisches Heil die Religion. Jetzt aber sind wir in der, wenn man es denn so nennen will, Postmoderne: kollektive Gesundheitsbehandlung und privatisierte pluralisierte Religion.

In den Raum zwischen immer kollektiverer Gesundheitsbehandlung und immer mehr privatisierter Religion hatte sich ab Ende des 19. Jahrhunderts eine neu Art von Seelenbehandlung geschoben, nach medizinischem Modell entwickelt, aber auf symbolische Kommunikation spezialisiert: die professionelle Psychotherapie. Doch weiterhin blieb auch hier die Separation bestehen insofern, als Therapie als Therapie durch Gespräch ohne Religion konzipiert war.

Nun ist innerhalb von 20 Jahren neu dazwischen die Spiritual Care getreten.

- Vor allem und zunächst ist Spiritual Care eine weisheitliche Praxis einer Bewegung in der Zivilgesellschaft. Bürgerinnen und Bürger haben auf ein gesellschaftliches Defizit aufmerksam gemacht und zu seiner Behebung sich u. a. zu einer Hospizbewegung formiert.
- Sodann aber bedeutet Spiritual Care im Kontext des Gesundheitssystems – integrierte Optimierung von Pflege – mit einer Erweiterung der Anamnese um spirituelle Anamnese und Erweiterung des Behandlungs- und Pflegeplans um einen Spiritual-Care-Plan.

- Auch reagiert die Entwicklung auf die weltanschauliche Pluralisierung: Die alte, nicht mehr plausible These von Religion als anthropologischer Konstante wurde überführt in die neue These von Spiritualität als anthropologischer Konstante.
- Freilich wird das Neue dann therapeutisch doch, so scheint mir, weiter bearbeitet in einer Doppelobhut von Medizin und Theologie.[3] Erstaunlich daran, wenn ich es richtig sehe – oder eben angesichts von Machtverhältnissen, ökonomischen Konstanten und gesellschaftlichen Reputationen auch gerade nicht erstaunlich: Es kommt die Pflegewissenschaft hier als eigene Komponente bislang kaum zum Zuge.

II Eigenheiten einer seelsorgetheoretischen Perspektive

These 2: Die seelsorgetheoretische Perspektive fokussiert darauf, dass symbolische Kommunikation als Kommunikation in Religion sich ereignen kann, in gemeinsam geteiltem religiösem Kommunizieren beider. Damit wird in einer je mehr oder weniger bestimmten Religion kommuniziert und wird ein eigenes Credo erprobt, vom Gegenüber ratifiziert als Ausdruck einer Vertrauensbrücke.

Die seelsorgetheoretische Perspektive gehört zur Praxistheorie für die professionellen Theologinnen und Theologen, und damit zu einer Theorie für eine Religion oder gar nur Konfession, in meinem Fall dann christlich in der Variante evangelisch-großkirchlich.

Eine Seelsorgetheorie muss heute eine Theorie sein für Kommunikationen in Kontexten pluraler Religiosität und Nicht-Religiosität. Eine Theorie muss das sein, zu deren Geschäft als wissenschaftlicher Tätigkeit es gehört, rational plausibel zu argumentieren und darum dann auch wissenschaftlich interdisziplinär anschlussfähig zu sein. Eine Theorie ist das damit dann wie alle anderen Theorien auch: Sie macht die eigene Perspektive stark, aber diese ebengerade so, dass sie als Beitrag zu einem umfassenderen Verstehen von Phänomenen nützlich ist. Dass dies wünschenswert ist, liegt gerade für solch uneindeutige Sachverhalte wie bei symbolischer Kommunikation auf der Hand.

Die seelsorgetheoretische Annäherung unterscheidet sich offensichtlich von anderen Theorieannäherungen an das Phänomen symbolischer Kommunikation

3 So erkennbar an der Ansiedlung der Spiritual-Care-Themas an den Universitäten München und Zürich interdisziplinär bei den Fächern Medizin und Theologie.

bei Krankheit, Sterben und Tod darin, dass sie ihr Interesse auf die darin involvierte Religion richtet.

Nicht als ob in anderen Perspektiven nicht auch Religion mit in den Blick kommen könnte: in der psychotherapeutischen etwa, insofern Religion als biographische Hypothek oder als Bebilderung psychischer Konstellationen da ist, oder in der Spiritual-Care-Perspektive erst recht, weil sie ja damit rechnet, unter den spirituellen Sinn- bzw. Kohärenzressourcen, die sie fördern will, Ressourcen religiöser Art bei den Klienten zu finden, nicht zwingend, aber doch erwartbar auch. Sie sollen auch nach dieser Perspektive zugelassen und ermutigt sein, um das Sterben zu erleichtern.

Die seelsorgetheoretische Reflexion auf die Praxis von Klinikseelsorge aber unterscheidet sich darin, dass sie für ihre Professionellen selbst, die theologischen Religionsprofessionellen, mit deren Religion rechnet. Weiterhin kann sie auch damit rechnen, dass das Gegenüber das Religiös-Sein der Seelsorgeprofessionellen im Kalkül hat. Das Religiös-Sein ist dabei nicht ein Irgendwie-religiös-Sein, sondern ist bekannt als eines in einer bestimmten Religion und Konfession.

Damit ist gesetzt – von Seiten der theologischen Care-Anbieter: Sie deuten selbst das Geschehen im Kontext von Religion, einer bestimmten Religion. Symbolische Äußerungen, die in der Seelsorge mit Sterbenden auftreten, werden sie im Kontext ihrer Religion deuten, also etwa im Fall christlicher Seelsorge als ein Geschehen, ich sag es bewusst so klassisch dogmatisch – das sich vor Gott vollzieht, wie er sich Christus offenbart hat.

Nun sind die symbolischen Äußerungen ihrer Gegenüber kommunikativ sehr offen. Mit einer Brille der Beurteilungen theologisch-kirchlicher Schulung z. B. werden sie dann erlebt zum einen als nicht so eindeutig christlich und zum andern, soweit sie vom Gegenüber vereindeutigt werden, als heterodox, als abweichend von bestimmten Interpretationsfiguren in (protestantischer) Kirche und Theologie.

Und das Gegenüber, das solche Symbole produziert hat, mag zwar wissen, dass sein Kommunikationspartner eine kirchliche Seelsorgerin ist, aber zugleich dennoch darauf setzen, dass man auch mit ihr ‚ganz normal reden' kann oder ‚ganz persönlich' reden kann, so wie es auch hofft, dass dies ebenfalls bei dem medizinischen oder psychologischen Personal oder bei Pflegepersonal und bei Menschen für Spiritual Care möglich ist.

Nicht schon von Vornherein ist es gegeben, dass ein Sterbender tatsächlich symbolisch wechselseitig mit den Hilfeprofessionellen kommunizieren kann und sein Angebot auf symbolische Kommunikation nicht ins Leere geht – es muss erst in der Kommunikation der Person im Sterbeprozess mit diesem ihrem individuellen Gegenüber erprobt werden. Denn diese symbolische Kommunikation braucht Vertrautheit und Vertrauen – und bildet erst selbst Vertrautheit und

Vertrauen aus. Sie thematisiert Sinn als einen, dem vertraut werden kann. Der Prozess symbolischer Kommunikation ist also in einer vieldimensionalen Weise – um den Titel des vorliegenden Bandes aufzunehmen – „Vertrauensbrücke".

Nun kann auch von Seiten der Seelsorgerin die symbolische Äußerung als Symptom einer psychophysischen Situation oder als verschlüsselte Sinnaussage und darum Sinnressource gedeutet werden. Das läge aus der Sicht anderer Professionen sehr nahe und auch eine gebildete theologische Perspektive sollte darum wissen. Eine theologische Perspektive wird sodann aber auch die symbolische Äußerung noch anders wahrnehmen: erstens als Ausdruck von Geschöpflichkeit mit all deren Chancen und Risiken, zweitens als Ausdruck von Religion mit all deren Chancen und Risiken. Und sie sieht sie drittens als Angebot auf Kommunikation *in* Religion – als Beitrag eines Austauschs zum Finden dessen, was jetzt, in der Situation des Todes, ein eigenes Credo sein kann, ein sich selbst bekennendes und sich selbst vor anderen vergewisserndes Aufspüren dessen, worauf ich zuletzt in Erwartung des Todes vertrauen kann.

III Das Gefälle zum weisheitlichen Kommunizieren *in* Religion im Prozess jeder Sterbebegleitung

These 3: Das Deuten einer Sinnform der sterbenden Person involviert die deutende Person jeder Profession faktisch mehr als nur professionell. Dies geschieht im Kontext eines ethischen Imperativs von Pflegen im Gesundheitssektor und von mehr oder minder bestehenden Rechtsansprüchen der Patienten auf spirituelle Kommunikation und ggf. auch auf eine Kommunikationsbeziehung in Religion.

Geschöpflichkeit, Religion, Credo – was geht eine solche Wahrnehmungsperspektive die anderen Professionellen und das Pflegepersonal an? So speziell, wie es auf den ersten Blick aussehen mag, ist diese Perspektive gar nicht. Mag sie bei der Seelsorge erwartbar sein (wenn auch nicht in jedem Einzelfall gegeben), so mag sie bei derjenigen Praxis, die in anderen Theorieperspektiven in den Blick genommen sind, eben dann doch sich ereignen, auch wenn die Theorie das nicht weiter vorsieht. Jedenfalls ist es ja eine verbreitete Erfahrung, dass bei einer Sterbebegleitung auch andere Professionelle solche symbolische Kommunikation als Bereicherung erfahren, als etwas, wo sie, die professionellen Helfer, gelernt haben von denen, zu deren Hilfe sie da waren; die Professionellen haben es als Hilfe für sich persönlich erfahren. Weisheitliche Praxis lebt davon. Und darin drückt sich aus: Da ist nicht nur die religiöse Metaphorik wahrgenommen worden als eine Sinnform des Patienten, sondern das Kommunizieren über Religion bekommt zwischen den beiden Beteiligten Anteile von Kommunikation *in* Religion. Von einer Kommunikation, in der sich beide begegnen als gleiche Menschen vor dem Forum der Transzendenz und bei der ein persönliches Credo auch der Person, die doch hier nur ihren Beruf tut, gefragt ist und eingesetzt wird.

Freilich, die Weisheitspraxis kann auch ziemlich scheitern. Den Sterbeprozess und die symbolische Kommunikation im Sterbeprozess gut zu machen, lässt sich nicht machen. Es ist und bleibt ein Risiko – für beide Seiten. Mit allerdings unterschiedlichem Gewicht. Was für die Professionellen ein Moment innerhalb des Lebens ist, sind für die Sterbenden die letzten intensiven Momente von Leben und Personsein, das gerade zu Ende geht.

Eine weitere Gemeinsamkeit mit der Seelsorge: Professionalitäten gehen mit der Herausforderung so um, dass sie eine ethische Haltung thematisieren. Schon der hippokratische Eid wie die sozialstaatliche Selbstverpflichtung in Verfassungen von Staaten und auf der Ebene der UN tun das: Es gilt als geboten, Care aufzufassen als Zuwendung und Mitgefühl und möglichst gutes Handelns selbst da, wo es sich nicht mehr rechnet, wo für das Gegenüber das Ende absehbar ist. Als geboten gilt es auf der Ebene aller beruflich an Sterbenden Handelnden und auf der Ebene der Organisation von beruflichem Handeln im Gesundheitssektor überhaupt wie in der Gesundheitsorganisationgestaltung einer jeweiligen Klinik vor Ort.

Der Imperativ konkretisiert sich in der Maßgabe: Es gilt Kommunikation hoher Qualität aufrechtzuerhalten, so lange es möglich ist – und darum eben auch symbolische Kommunikation kurz vor dem Sterben.[4] Neuerdings wird diese Breite des Care zusätzlich immer mehr abgesichert über die Figur der Individualrechte der Patienten eben auch auf Care in spirituellen Angelegenheiten. Es gibt hier neuerdings ein Recht auf Kommunikation über Spirituelles und über Religion. Aber es gibt schon länger auch ein Recht auf Kommunikation in Spiritualität und Religion.[5]

Religion in solcher Aufrechterhaltung von Kommunikation bedeutet, dass Erfahrungen aus der eigenen Biographie offensichtlich werden (in der Verwendung z. B. von Bildern des Jenseits des Todes) und Vertrautsein und Vertrauen realisiert werden kann, und zwar in Bezug auf die aller gemeinsamen explizit

---

4 Armin Nassehi, Spiritualität. Ein soziologischer Versuch, in: Eckhard Frick/Traugott Roser (Hg.), Spiritualität und Medizin. Gemeinsame Sorge für den kranken Menschen, Stuttgart: Kohlhammer, [2]2011, 35–44

5 Gemeint ist dabei das Recht, Religion ausüben zu dürfen, woraus sich, jedenfalls im deutschen Grundgesetz Art 140, auch die Pflicht für bestimmte Einrichtungen ergibt, ihren Klienten Möglichkeiten zur Kommunikation in ihrer Religion mit Religionsprofessionellen zuzulassen.

normativ gefassten Ethik vorausliegenden bedeutsamen Szenen religiöser Symbolik. Von der Seelsorgerin kann man ein solches Vertrauen und Vertrautheit erwarten, das sich in symbolischen Gehalten materialisiert: dass ihr auf jeden Fall Bilder von dem Schöpfer und Vollender als dem Jenseits von Zeit und Raum und in Zeit und Raum zur Verfügung stehen.

IV Verstehen von Vertrauenssymbolen in Kommunikation als Bildung symbolisierter Gemeinschaft und Aufbau von Resilienz in der Krise

These 4: Das Begehen der Vertrauensbrücke symbolischer Kommunikation schafft „Gemeinschaft“ (eines „Wir“ auf der Basis mehr oder minder gemeinsamer und weiter diskursbedürftiger Wertepräferenzen). Angesichts der Grenze des Sterbens gerät die Gemeinschaft in den Horizont von Transzendenzdeutungen. Sie wird Teil eines Geschehens von Aufbau von Resilienz – im Modus des Aushaltens und Gestaltens beim Abbau des Lebens.

Vertrauenssymbole haben Gehalte, die nicht Spiritualität an sich oder Religion an sich darstellen, sondern sie realisieren sich nur in jeweiligen spirituellen bzw. religiösen Traditionen, die ein Individuum herbeizitiert, an die es sich damit mehr oder minder anschließt. Theologinnen und Theologen lesen solche Bilder im Kontext eines Kanons von Bildern (vor allem dem Kanon der Bibel). Sie lesen sie aber zugleich im Kontext der Situation, also dieses Gegenübers in diesem Moment des Sterbeprozesses. Jedenfalls würde die neuere Seelsorgetheorie der letzten 50 Jahre eindeutig das starkmachen.

Solche Bilder und Träume des Sterbens sind dabei nicht als Theorie, nicht wie ein konsistentes oder leider eben widersprüchliches Weltanschauungssystem zu lesen und zu beurteilen, sondern als kontextuelle Kommunikation. Sie sind, so scheint mir, auch weniger als konsistente Spiritualitätsressource eines weltanschaulichen Sinnsystems zu sehen, sondern als kontextuelle Sinnproduktion und Prozess eines Sichausbildens von Resilienz. Dabei ist Resilienz hier nicht nur als etwas entweder schon genetisch bzw. biographisch Gegebenes und nicht nur als etwas zu konzeptionalisieren, das durch professionelle Behandlung dem Gegenüber zur Verfügung gestellt wird. Vielmehr ist Resilienz, wie in Bonn meine Kollegin Cornelia Richter es in die Debatte einbringt, zentral als ein Krisenphänomen zu betrachten, als etwas, was in einer Krise wie etwa der des Sterbeprozesses unter anderem gerade auch in der symbolischen Kommunikation entsteht – als Modus des Aushaltens und Gestaltens von Ohnmacht und Abschied.[6]

Die Themaformulierung „symbolische Kommunikation" ist zweideutig. Sie kann meinen: Kommunikation als Kommunikation mittels Symbolen. Sie könnte aber auch meinen: Dass kommuniziert wird, das symbolische Kommunizieren als solches, hat seinerseits symbolischen Mehrwert.

Ich bleibe zunächst bei der ersten Lesart: Symbole werden durch weitere Symbole fortgeführt. Die Seelsorgerin, erwartbar mit einem bestimmten kirchlich-biblischen Symbolvorrat im Gepäck, wird Bilder durch Bilder deuten, die anschlussfähig sein sollen. Doch ereignet sich da, wo das gelingt, ein weiteres: Die Deutung von Bildern der einen beteiligten Person durch Bilder der anderen beteiligten Person, das Bemühen um Verstehen, wird unter der Hand zu einem Prozess von Vertrauensbildung und insoweit wird die dabei entstehende Brücke auch zu einer sich bildenden Gemeinschaft. (Gemeinschaft verstehe ich hier als die Erfahrung eines „Wir", das sich auf eine gewisse und weiter auszulotende Übereinstimmung in Bezug auf eine Wertehierarchie[7] in der Situation des begleiteten Sterbens bezieht – also eine relative Übereinstimmung darüber, was jetzt vorrangig ist und worüber darum auch kommuniziert wird im Prozess des Sterbens.)

Dabei ist offen, worauf der Akzent bei der Art von Gemeinschaft gelegt ist: auf die Gemeinschaft zwischen einem Menschen und einem anderen (in der biblischen Symbolik: der Geschöpfe Gottes), eine Gemeinschaft zwischen prinzipiell fragmentarischem und auch scheiterndem Hilfebedürftigen und prinzipiell fragmentarischem auch scheiterndem Helfenden (in der christlich Symbolik: von Sünder zu Sünder), oder eine Gemeinschaft von Gotterfasstem und Gotterfasster (in der religiösen Sprache: unter vom Erlöser Erlösten) oder die Gemeinschaft der Kirche von Getauften und damit auch der schon zuvor Gestorbenen, oder die Gemeinschaft mit der Transzendenz alles Transzendenten, mit dem, was alles in allem ist, und doch zugleich sich materialisiert in darauf verweisenden Realien, nicht zuletzt in Menschen, nach christlicher Tradition in Gemeinschaft mit dem exemplarischen Menschen Jesus als dem Gott am Kreuz.

In all den Varianten von Gemeinschaft geschieht Seelsorge als eine Art von Hilfebeziehung, in die bei aller Verschiedenheit und bei aller professionellen

---

6 Vgl. etwa *Cornelia Richter*, Vertrauen und Resilienz als Performanzphänomene. Konsequenzen des aktuellen Diskurses für die Theologie, in: Philipp David u. a. (Hrsg.), Wagnis und Vertrauen. Denkimpulse zu Ehren von Horst-Martin Barnikol, Berlin: Lit, 2014, 253–268.

7 Vgl. dazu *Eike Kohler*, Mit Absicht rhetorisch. Seelsorge in der Gemeinschaft der Kirche, Göttingen: Vandehoeck & Ruprecht, 2006, 64–73, mit Bezug auf *Udo Tietz*, Die Grenzen des Wir. Eine Theorie der Gemeinschaft, Frankfurt a. M.: Suhrkamp, 2002.

Distanz das professionelle Gegenüber im Prozess des einsamen Sterbens sich hinauswagt zum Anderen. Und da entsteht, dass vertraut wird, vertraut wird in einer Gemeinschaft, die vor Unterschätzung und Überschätzung menschlichen Beisammenseins, so wäre jedenfalls eine von den Religionen gepflegte These, sich dadurch relativiert sieht, dass sie Transzendenz als anwesend denkt. In unserer Sprache wird dafür typischerweise das Wort Gott und damit ein Horizont religiöser Traditionen heraufgerufen.

Symbolische Kommunikation widmet sich den Angstbildern und Vertrauensbildern – mit deren Mischung aus kulturellen und medial vermittelten und biographisch durchgearbeiteten Motiven und auf – allem Anschein nach – hirnphysiologisch vorgespurten Bahnen. In seelsorglicher Perspektive bringt das professionelle Gegenüber mehr oder minder seinen Kontext mit: einen Kontext von Symboliken von Tod und Auferstehung Christi, von Weltuntergang und neuer Welt, einer solchen neuen Welt, in der Tränen abgewischt sind und dem Tod der Stachel gezogen. Diese Art Bildervertrautheit der Seelsorgerin ist im Hintergrund da bei ihrer Art von Interessiertheit für die jeweiligen Symbolkommunikationsangebote ihres Gegenübers. Im Spiegel des Gegenübers öffnen, verschieben, kritisieren, bestätigen, also bewegen beide Beteiligten die Bilder im Austausch über die Bilder und lassen sich von ihnen bewegen. Sie nehmen die Bilder und damit das personale Gegenüber ernst. Ein Sterbender hat einer Lebenden etwas zu sagen, und eine Lebende bleibt bewegt da – bei den Bildern des Sterbenden, die dieser in seinem Sterben in ihr Leben einbringt.

V Symbolische Kommunikation vor ihrem Ende

These 5: Wenn für den Sterbeprozess in Gesundheitsorganisationen die authentische symbolische Kommunikation im Fokus steht, wie im vorliegenden Forschungsprojekt, ist dennoch zu beachten: (1.) Symbole sind angemessen nur zu begreifen als momentane Stationen eines zeitlichen Prozesses zu seinem Ende hin. (2.) Die besondere symbolische Kommunikation ersetzt auch hier gerade nicht den Bedarf nach Alltagserleben, das dann seinerseits eine Aufwertung zu einem „Zum letzten Mal" erfahren kann. (3.) Am Ende des Prozesses symbolischer Kommunikation mit einem Sterbenden steht, angesichts der Abhängigkeit von der Physik und Chemie und Biologie des Körpers, die offene Frage, was das denn für die (symbolische) Kommunikation mit anderen und für das eigene Sterben bedeuten kann.

Nun habe ich also versucht, die symbolische Kommunikation großzumachen und darin die Leistung seelsorglicher Kommunikation ihrerseits zu verdeutlichen: einerseits als eine spezielle und andererseits als eine, die allgemein in ihrem

Charakter plausibilisierbar ist. In einer letzten Überlegung will ich auf eine mögliche Problematik von Praxis wie Theorie hinweisen, die sich mit der Konzentration auf symbolische Kommunikation in mehrdeutigen Bildern auch ergibt.

Sie hängt mit dem zusammen, was der Systemtheoretiker Armin Nassehi in einer Betrachtung zu Spiritual Care im Gesundheitswesen schön herausgearbeitet hat: Die Mehrdeutigkeit und Vieldimensionalität solcher Kommunikation verschiebt sich hier von den guten Gründen des medizinischen Wissens oder der theologischen Dogmen, die die jeweiligen Professionellen bereithalten samt der darin liegenden Handlungserwartungen, an das Gegenüber, hin zu einem anderen: dem Dass des authentischen Sprechens.[8] Das Kommunizieren selbst, seine Aufrechterhaltung wird dann selbst die letzte Handlungsmöglichkeit, die noch bleibt. „Symbolische Kommunikation" wäre dann vor allem eines: Sie symbolisiert dem Gesundheitssystem und der Gesellschaft: Wir tun was, etwas Besonderes, und das ist wichtig – also beruhigt sie auch im Gesundheitssystem mit der Versicherung: Auch für das Sterben-lassen hat das Gesundheitssystem eine Handhabe.

Folgt man dieser Linie, dann, so meine These, zeigt dies exemplarisch aber auch die mit zu bedenkende Grenze theoretischer Reflexion überhaupt. Da ist eine Grenze der Systemtheorie wie der Nassehis[9], aber Analoges gilt auch für das Zürcher Forschungsprojekt. Im Verfolgen seiner eigenen wissenschaftlichen Logik, der Ausarbeitung einer Theorie symbolischer Kommunikation, wird unweigerlich auch die Weite des Phänomens eingeschränkt. Man konzentriert sich auf die Kommunikation und die Kommunikationsäußerungen, sind diese doch so herrlich komplexe und deutungsfordernde Gestalten. Das ist das, was bleibt, damit kann man sich beschäftigen.

Die Grenze besteht darin: Über die Theorien von Kommunikationssystemen wird die Abhängigkeit vom Körper derer, die kommunizieren, beiseite gestellt. Und über die auf Dauer gestellten Bilder und Kommunikationssysteme wird aus dem Fokus geräumt: Da sind welche in Kommunikation miteinander, doch der eine stirbt und die andere bleibt am Leben, und beide können sie dies nicht ändern, können daran nichts machen.

Der Prozess geht also weder auf in symbolischer Kommunikation noch ist er ein bloß symbolischer Prozess. Sondern er ist, gleich ob Beteiligte und Beobachtende sich dies bewusst machen oder nicht, auf das leibhaftige Leben bezogen. Die Vertrauensbrücke, die es für dieses restliche im Verlöschen begriffene gemeinsame Leben braucht, um durch seine Krise hindurch standhalten und sie

---

8 Vgl. *Nassehi*, a.a.O.

9 Ebd.

aushalten zu können, muss sich dieser Elementarität stellen: Es geht um Resilienz für das Nochleben der einen Person und das involviert zugleich Resilienz für das Weiterleben der anderen. Beide gehen für eine Zeit lang einen Prozess miteinander durch, mit seinen Momenten des Auf und Ab und mit seinen Entwicklungen des Loslassens und Festhaltens und Loslassens.

So zeigt sich als erstes: Die symbolische Kommunikation im Sterbeprozess ist ein zeitlicher Prozess der Veränderungen zu seinem Ende hin. Symbolische Kommunikation ist eine seiner Bahnen: symbolisch einen Weg gehen, in dem man einander immer weniger versteht oder auch immer mehr – und meistens eine Mischung aus beidem, aber so oder so wird man dieses Verstehen jedenfalls auch als besonders intensiv erleben. Die symbolische Kommunikation symbolisiert da nicht nur Abschied, sie vollzieht sich als Abschied, als Abschied vom Miteinander-Kommunizieren-Können.

Sodann ist auch beachtenswert, dass sich bei diesem Abschied vom Kommunizieren nicht nur Kommunikation von der Art der Konzentration auf die besonderen Symbole ereignet. Zu den Kommunikationsweisen im Prozess des Abschieds gehört auch, wie die Erfahrung lehrt, die Aufrechterhaltung der Normalität des Alltags: zusammen den Alltag so alltäglich wie möglich erleben – mit unvertrauten Menschen und mit vertrauten Menschen. Es gibt da also noch andere Bedarfe als nur Symbolverstehen.

Die Körperlichkeit setzt die Grenzen im Sterben. Sie setzt immer doch noch nicht absolute Grenzen beim Symbolverstehen und beim aufrechterhaltenen Alltag. Aber dann zum Schluss ist beides, Alltag wie Symbolverstehen, für den einen der beiden in der Interaktion zu Ende.

In dem Zeitraum davor verbinden sich Alltägliches und Symbolisches, je näher es ans Ende geht, desto mehr: Die alltäglichen Handlungen des Körperlichen werden selbst zur symbolischen Kommunikation des Moments. Das ist: den warmen Körper des Anderen zu spüren, das Berühren und Berührt-Werden, das Zu-Trinken-Geben und Zu-Trinken-Bekommen, das Salben und Gesalbt-Werden, das Waschen und Gewaschen-Werden. Es geschieht in Vertraulichkeiten je nach Beziehung zum Gegenüber und auch in einer so formierten Gestalt wie der von religiösen Ritualen des Berührens, Salbens und symbolisch Speisens. Ganz normal wie zwischen Menschen sonst auch und gerade so durch und durch in seiner Bedeutung im Abschiedsprozess aufgewertet zu einem womöglichen „Zum letzten Mal“.

So wäre also dies, den Prozess symbolischer Kommunikation in seinem Ablauf zu beachten, ein zentraler Schlüssel für die Deutung von Symbolkommunikation und den darin vorkommenden Sterbe-Symboliken. Die biblische Szenerie letzter Worte Jesu am Kreuz führen davon etwas exemplarisch vor Augen. Der, der als der Auferstandene geglaubt werden wird, stirbt mit der Äußerung von

Sprachbildern – ich wähle zwei aus: Da ist die Dialektik des fromm-unfrommen Spruchs auf den Lippen, ein Psalmzitat, aber eben eines mit dem Wortlaut: „Mein Gott, mein Gott, warum hast Du mich verlassen?“ Und da ist einfach ein: „Mich dürstet.“ Und wir bleiben zurück. Fortsetzung folgt?

Simon Peng-Keller

Symbolische Kommunikation in Todesnähe

Beobachtungen klinischer Seelsorgerinnen und Seelsorger

Der sterbende Mund
müht sich
um das richtig gesprochene
Wort
einer fremden
Sprache
Hilde Domin[1]

Dass der sterbende Mund eine fremde Sprache zu sprechen beginnt, gehört zu den Einsichten, die in den Grundbestand der Hospizbewegung und der seelsorglichen Sterbebegleitung eingegangen sind.[2] Mit ihr paart sich die Erfahrung, dass die Begleitenden nicht selten Mühe bekunden, diese Sprache zu verstehen und sie kommunikativ aufzunehmen. Wenn die Vermutung stimmt, dass Sterbende ihre Bedürfnisse und Wünsche oft in einer symbolischen Sprache mitteilen,[3] steht die spirituelle Begleitung hier vor einer besonderen Herausforderung des Verstehens. In welcher Weise sie sich im Alltag klinischer Seelsorgerinnen und Seelsorgerin stellt, wollten wir mittels einer Fragebogenumfrage herausfinden, über deren Hintergrund und Anlage im ersten Abschnitt dieses Beitrags Näheres zu erfahren ist. In den mittleren Abschnitten resümiere ich die Rückmeldungen und analysiere ich sie an exemplarischen Beispielen. Im letzten Abschnitt frage ich nach möglichen Konsequenzen für klinische Seelsorge und Spiritual Care.

1 Fragestellung und Anlage der Umfrage

In unserem Forschungsprojekt interessieren wir uns für den ›Sinn‹ der Symbolsprache Sterbender, für ihr visionäres Erleben und schließlich auch für das Verhältnis zwischen Symbolsprache und visionärem Erleben. Zur Fundierung und

1 Hilde Domin, Exil, in: dies., Gesammelte Gedichte, Frankfurt/M.: Fischer, 1987, 244. Domin widmete dieses Gedicht ihrem Vater.

2 So beginnt nach Platons *Phaidon* (61a) der zum Tod verurteilte Sokrates in Folge einer Eingebung Gedichte zu schreiben.

3 Maggie Callanan/Patricia Kelley, Final Gifts. Understanding the Special Awareness, Needs, and Communications of the Dying, New York u. a.: Simon & Schuster, [2]2008.

DOI 10.1515/9783110532524-008

Überprüfung unserer hermeneutischen Reflexion befragten wir in den letzten zwei Jahren Spitalseelsorgerinnen und -seelsorger auf ihre diesbezüglichen Erfahrungen und Beobachtungen. Dabei diente uns ein Fragebogen als Vorlage, der von einem Forschungsteam um den Psychiater Peter Fenwick entwickelt wurde.[4] Die britische Forschungsgruppe untersuchte damit, wie besondere Lebensendphänomene wie Sterbebettvisionen und terminale Luzidität von Ärzten und Pflegeteams wahrgenommen werden. Als Forschungshypothese diente die Vermutung, dass solche Phänomene in heutigen klinischen Kontexten tabuisiert und teilweise auch pathologisiert werden und deshalb sowohl hinsichtlich ihrer Häufigkeit als auch bezüglich ihrer Bedeutung für Sterbende unterschätzt werden. Die Ergebnisse der Studien bestätigten die Annahme, dass die erfragten Phänomene häufiger auftreten als vermutet und dass die befragten Gesundheitsfachleute nur sehr zurückhaltend von ihnen zu erzählen wagten – was allerdings durch die Studie selbst teilweise korrigiert wurde. Die durch die Umfrage bewirkte Sensibilisierung für die erfragten Phänomene führte dazu, dass sie von den Befragten am Schluss positiver bewertet wurden.

Für unsere Zwecke haben wir den britischen Fragebogen übersetzt und an unsere Fragestellung angepasst. Wir wollten herausfinden, wie häufig Krankenhauseelsorger/innen im Kontakt mit Menschen in Todesnähe visionärem Erleben und symbolischer Kommunikation begegnen und welche Bedeutung sie diesen Phänomenen zumessen. Das Design der Untersuchung umfasste zwei Datenerhebungen im Abstand eines Jahres: Mit einem ersten Fragebogen wurden die Beobachtungen und Erfahrungen der zurückliegenden zwölf Monate erhoben; der zweite Fragebogen, der ein Jahr später ausgefüllt wurde, erhob die im Laufe eines Jahres beobachteten und notierten Erfahrungen. Aufgrund der Ergebnisse der erwähnten britischen Studien war zu erwarten, dass in der zweiten Datenerhebung mehr Phänomene notiert werden als in der ersten und dass sich möglicherweise auch die Einstellung der Seelsorgenden durch die bewusste Wahrnehmung veränderte. Insgesamt haben sich 49 Seelsorgerinnen und Seelsorger an der Umfrage beteiligt.[5]

4 Sue Brayne/Chris Farnham/Peter Fenwick, Deathbed phenomena and their effect on a palliative care team: A pilot study, in: American Journal of Hospice & Palliative Medicine, 23 (2006), 17–24; Sue Brayne/Peter Fenwick, The case for training to deal with end-of-life experiences, in: European Journal of Palliative Care 15 (2008), 118–120; Sue Brayne/Hilary Lovelace/Peter Fenwick, End-of-life experiences and the dying process in a Gloucestershire nursing home as reported by nurses and care assistants, in: American Journal of Hospice & Palliative Medicine 25 (2008), 195–206.

5 Zur quantitativen Auswertung vgl. Simon Peng-Keller/Silvia Köster/Rahel Rodenkirch, Lebensend-Phänomene im Arbeitsfeld klinischer Seelsorge. Ergebnisse einer Fragebogenuntersuchung

In unserem Fragebogen baten wir die Seelsorgerinnen und Seelsorger, Beispiele von symbolischer Kommunikation bzw. symbolischen Gesten anzuführen. Die Rückmeldungen, die wir bekommen haben, bilden den Fundus, aus dem ich nun schöpfen werde.

Die Leitdifferenzen, an denen ich mich in meiner Analyse orientieren werde, sind im Fragebogen selbst angelegt. Darin wird unterschieden zwischen *verbalen* und *averbalen* Formen symbolischer Kommunikation sowie zwischen *symbolischer Kommunikation* und *imaginativem Erleben*. Eine erste und überraschende Erkenntnis bestand darin, dass solches Erleben nicht allein von Sterbenden berichtet wurde, sondern mitunter auch von jenen bezeugt wird, die sie begleiten. Dass auch Angehörige und Professionelle am Sterbebett symbolisch kommunizieren und symbolische Gesten vollziehen, ist demgegenüber vertrauter. Dazu gehören auch ritualisierte Formen wie jene, nach dem Tod eines Menschen das Fenster des Sterbezimmers zu öffnen. Es ist eine Geste des Abschieds: ich lasse die „Seele" des Verstorbenen gehen, wende mich vom Sterbebett, das meine ganze Aufmerksamkeit an sich gefesselt hat, ab und dem Draussen zu: dem Leben, das nun ohne den Verstorbenen weiterzugehen hat; der Weite des Himmels, in den ich ihn entlasse.

Geht man davon aus, dass die Sprache, um die sich der sterbende Mund müht, nicht schon im Voraus existiert, sondern im Rückgriff auf kulturell vermittelte und lebensgeschichtlich geprägte Repertoires je neu in situativ bestimmter Weise entwickelt wird, ereignen sich am Lebensende höchst kreative Prozesse. Auf Seiten der Begleitpersonen erfordert das die Fähigkeit, sich in ebenso kreativer Weise auf Bild- und Sprachfindungen einzulassen.

2 Die Rückmeldungen im Überblick

Im Rahmen dieses Beitrags begrenze ich mich darauf, die Rückmeldungen zu den folgenden zwei Einzelfragen zu resümieren und zu diskutieren: 1) Wie oft begegnete Ihnen das Phänomen „symbolische Kommunikation" (z. B. Sterbende, die von einer bevorstehenden Reise oder Aufgabe erzählen)? 2) Wie oft begegnete Ihnen das Phänomen „symbolischer Gesten" (z. B. Sterbende, die ihre Armbanduhr ausziehen)? Bei beiden Fragen konnten die Seelsorgerinnen und Seelsorger neben der Häufigkeit auch inhaltliche Kommentare vermerken. Ich werde mich im Folgenden auf diese konzentrieren.

---

zu symbolischer Kommunikation und bildhaftem Erleben in Todesnähe, in: Spiritual Care 5 (2016), 113 – 120.

Unter den Rückmeldungen finden sich auch Metabemerkungen. Einige Seelsorgerinnen und Seelsorger wiesen darauf hin, dass die erfragten Phänomene zum Teil unklare Konturen haben. So schrieb eine Seelsorgerin zur zweiten Frage: „Für mich schwierige Frage. Es ist mir nicht ganz klar, was ich dazu rechnen soll: Eine Bewegung der Augäpfel nach oben oder ein tiefes Durchatmen ebenfalls? Unter welchen Umständen?" Auf einem anderen Blatt steht: „Gibt es Sterbende ohne symbolische Gesten?" Einige der Befragten warfen die Frage auf, was unter „symbolischer Kommunikation" zu verstehen sei. Auf einem Fragebogen findet sich dazu die Bemerkung:

> „Die Kommunikation ist meist unauffällig wie im Alltag. Ich meine aber, auch im Alltag ist unsere Kommunikation viel symbolhafter, als wir das manchmal vermuten. Unsere Wortwahl z. B. ist auch da viel weniger zufällig, als sie vielleicht erscheint. Worüber wir objektiv reden, hat mehr mit unserer subjektiven Lage zu tun, als ich lange annahm. Allein schon was wir ansprechen, z. B. ob ein Fenster offen ist oder zu, ist nicht zufällig. Die verschiedenen Wirklichkeitsebenen berühren sich."

Da sich die beiden erfragten Phänomene nicht scharf voneinander unterscheiden lassen, werde ich sie im Folgenden gemeinsam behandeln. Ich betrachte Gesten als Form symbolischer Kommunikation. Von den insgesamt 49 Seelsorgerinnen und Seelsorgern, die an unserer Befragung teilnahmen, schrieben bei der ersten Umfrage 32, bei der zweiten 26 einen Kommentar zur ersten Frage, während 21 (Umfrage 1) bzw. 15 (Umfrage 2) sich inhaltlich zu den symbolischen Gesten äußerten. Die meisten Kommentare enthalten mehrere Beobachtungen. Sie lassen sich fünf Themengruppen zuordnen: Reisepläne, (Un-)Ordnung, Aufbruch, Verbindung mit Verstorbenen und Abschiedsgesten. Man könnte diese fünf thematischen Felder als Aspekte eines einzigen Narrativs betrachten, das Sterbende in unterschiedlichen Varianten durchleben und zur Sprache bzw. ins Bild bringen.

(Heim-)Reisepläne

Am häufigsten vermerkt wurde der Wunsch, auf eine Reise gehen zu wollen, wobei diese häufig, aber nicht immer in die Heimat führt. Eine Seelsorgerin schrieb:

Vignette 1

Besonders ist mir ein Patient in Erinnerung (ca. 80 J.), der immer davon sprach, er wolle „heim". Alle Planungen des Sozialdienstes und der Familie quittierte er mit unwirscher Abwehr. Als ich mit ihm sprach, zeigte sich, dass „heim" jede Doppeldeutigkeit verloren hatte. Für ihn bedeutete es nur noch „heim" zu seiner verstorbenen Ehefrau, heim in den

„Himmel“. Er starb sehr schnell. Der Patient war in der oben genannten Phase bei klarem Bewusstsein.

Während die Rede vom Heimgehen in den Rückmeldungen meist allein durch einen Verweis auf Verstorbene („zu meiner Frau“) oder nur in sehr offener Weise („ins Licht“) spezifiziert werden, sind andere Reisewünsche konkreter. Soweit es sich aus den stichwortartigen Notizen erschließen lässt, beziehen sie sich meist entweder auf altvertraute Orte oder auf solche, an die sich eine besondere Sehnsucht knüpft. Neben dem Wunsch, noch einmal und zum letzten Mal einen bestimmten Weg aus der Kindheit oder Jugend gehen zu können, verzeichneten die Seelsorgerinnen und Seelsorger mehrere konkrete Wünsche: einen bestimmten Berg (nochmals) zu besteigen, eine Donauschifffahrt ans Schwarze Meer zu machen, eine schon geplante Urlaubsreise zu verwirklichen oder eine Reise nach Griechenland zu unternehmen (was gleich zweimal auftaucht). Unter die Reisewünsche lässt sich auch die folgende Vignette einreihen:

Vignette 2

Eine Patientin wollte unbedingt mit mir noch in die Kapelle, um mit IHM in Kontakt zu treten. Wir haben uns sogar ein mündliches Versprechen gegeben, dass wir das tun werden. Und sie sagte auch mit Nachdruck: „Das machen wir auf jeden Fall.“ Leider kam es nicht mehr dazu.

Manchmal nehmen die Reisevorbereitungen noch konkretere Züge an. So wird das Motiv des Kofferpackens mehrfach vermerkt. In einem Fall scheint ein Ausflugsplan eine unmittelbare Todesahnung zum Ausdruck zu bringen:

Vignette 3

Herr P. war nach einer Herzoperation sehr geschwächt. Zwei Tage vor seinem Tod telefonierte er mit den mit ihm persönlich bekannten Angestellten einer nahegelegenen Schweizer Bergbahn und kündigte ihnen an, morgen zu ihnen zu kommen. Er hatte früher diesen Ausflug oft gemacht.

Aussagen, die Reise- und Ausflugswünsche betrafen, notierte auch ein Seelsorger, der für eine pädiatrische Klinik zuständig ist. Auch hier findet sich eine Aussage, die sich nachträglich als Vorahnung erwies:

Vignette 4

> Der 9-jährige T. war ein begeisterter Sportler gewesen, bevor er an einem Rückenmarkkrebs erkrankte. Der Tumor führte zu einer fortschreitenden Querschnittlähmung. Die Prognose war infaust, doch war nicht abzusehen, dass er schon bald sterben wird. In der Woche vor seinem Tod sagte er: „Ich gehe zur Sportschau." Alle waren sehr verwundert und konnten das nicht einordnen. Pünktlich, Samstag um 18 Uhr, zum Zeitpunkt der früheren Sportschauzeit, starb er. Seine Eltern hatte er zuvor aus dem Zimmer geschickt.

T. symbolisierte sein Sterben in einer Weise, die dem entsprach, was ihm in seinem kurzen Leben wichtig war. Und er vollzog sein ‚Gehen' bemerkenswert selbstbestimmt. Die Vignette ist ein Beispiel dafür, wie im Medium bildhaften Erlebens und Kommunizierens der Prozess des Sterbens in persönlicher Weise durchformt und lebensgeschichtlich ‚eingeholt' werden kann.[6]

Ein anderes Kind sagte vor seinem Tod: „Ich werde mein Lieblingsland Ägypten dann von oben sehen." Die Eltern dieses Kindes haben diesem Wunsch auf ihre Weise entsprochen: auf seinem Grab steht heute eine Pyramide. Auch über ihr Reisegepäck machen sich sterbende Kinder mitunter Gedanken: „Meinen Teddy nehme ich mit, wohin es auch geht." Um die richtige Ausrüstung für die Reise geht es in einer Aussage eines Sterbenden, die von einem anderen Seelsorger notiert wurde: „Für die grosse nächste Reise brauche ich aber rechte Schuhe. Die Wanderschuhe reichen nicht."[7] Komplementär dazu ist die Aussage eines anderen sterbensnahen Patienten: „Meine Schuhe brauche ich nicht mehr." Ähnlich reflexiv, wenn auch mit anderem Schwerpunkt, ist die folgende Aussage: „Ich bin auf dem Weg. Ich freue mich." Der Seelsorger kommentierte: „Sehr bewusste Aussage: ‚Ich weiss, dass diese Reise nun vor mir steht. Und es ist gut so, ich freue mich darauf.' Und: Betroffener bat um konkrete Segensgebete."

Ordnung schaffen

Nicht wenige der auf den Fragebögen vermerkten Rückmeldungen beziehen sich auf Äußerungen oder Handlungen, in denen sich direkt oder indirekt ein Wunsch manifestiert, vor dem herannahenden Tod noch etwas in Ordnung zu bringen. Die Übergänge zwischen Aktivitäten, die auf wahrnehmbare Weise Ordnung schaffen,

---

6 Vgl. zum Motiv der Selbstbestimmung/Kontrolle: Allan Kellehear/Vadim Pogonet/Rodica Mindruta-Stratan/Victor Gorelko, Deathbed visions from the Republic of Moldova. A content analysis of family observations, in: Omega 64:4 (2011–2012), 303–317, hier: 313.

7 In Klammern fügte der Seelsorger an: „Aussage eines Sterbenden ein paar Tage vor seinem Tod".

und reinen Symbolhandlungen sind fließend. Zu ersteren gehört, was eine Seelsorgerin stichwortartig resümierte: „in Schublade Texte, wichtige Gedanken oder Gegenstände hinterlegen oder Elemente für Beerdigung benennen oder aufschreiben oder Gegenstände verschenken als Erinnerungsstücke." Mitunter waren die Befragten selbst in symbolischen Vollzügen involviert. So kann die Bitte, vor dem Abschied „noch etwas ‚Unbedeutendes' aufzuräumen oder wegzuräumen", symbolisch verstanden werden. Auch Geschenke tauchen in den Rückmeldungen auf. Ein Seelsorger notiert:

Vignette 5

Sehr präsent ist mir ein an Krebs erkrankter Mann, der mir unbedingt seine Bibel schenken wollte. Auf Grund seiner schwierigen Geschichte mit der katholischen Kirche, aus der er ausgetreten war, habe ich das als symbolischen Akt der Versöhnung verstanden."

Von demselben Seelsorger stammt auch die folgende Vignette:

Vignette 6

Frau F., eine 90-jährige Patientin, bat mich nach einer Operation, ihren Rechtsanwalt anzurufen. Sie müsse noch ein wichtiges Gespräch führen. Nachdem ich mit dem Rechtsanwalt gesprochen hatte und Frau F. ausrichten konnte, dass alle Dinge gut geregelt seien und er in den nächsten Tagen kommen werde, war sie ganz ruhig und zufrieden. Einige Tage später starb sie. Ob das Gespräch mit dem Anwalt noch möglich war, weiß ich nicht.

Mehrere Beobachtungen beziehen sich auf persönliche Utensilien, denen am Lebensende ein besonderes symbolisches Gewicht zuwächst. So kann etwa das von einem Seelsorger vermerkte Weglegen einer Agenda als ordnender Akt verstanden werden. Noch deutlicher ist das Ordnungsbemühen in der folgenden Vignette:

Vignette 7

Ein Patient war die letzten beiden Tage vor seinem Tod fast ununterbrochen damit beschäftigt, die Dinge auf seinem Nachttisch zu ordnen. Er meinte: „Ich schließe jetzt ab."

Dass die unmittelbare Umgebung, der Mikrokosmos des Spitalzimmers, symbolisch aufgeladen ist, wurde mehrfach vermerkt. Das zeigt sich *ex negativo* auch in Aussagen, in denen sich eine Auseinandersetzung mit Ungeordnetem äußert: wenn ein Patient vergeblich nach seiner Uhr sucht oder ein anderer „in einem für ihn wichtigen Buch das letzte Kapitel oder einige Seiten vermisst". Die Ordnungssuche kann sich schließlich auch auf einer rein imaginativen Ebene abspielen. Beispiele dafür sind die Aussage einer sterbenden Patientin, sie müsse noch ihren Garten bearbeiten, oder jene eines teilweise verwirrten Patienten, der sich selbst als ein Schauspieler beschrieb und sich darüber beklagte, dass er die Rolle, die ihm zugeteilt sei, nicht zu spielen vermöge.

Aufbruch

Eng verbunden mit dem Motiv der Reise sind jene symbolischen Handlungen und Handlungsabsichten, die zu einem Aufbruch gehören. Die Rückmeldungen situieren sich im breiten Spektrum zwischen unauffälligen alltäglichen Handlungen auf der einen Seite und symbolischen Aussagen ohne Handlungsbezug auf der andern. Auf die Handlungsseite gehören Beobachtungen, die sich auf Kleidung und Schmuck beziehen. Nach Auskunft der Seelsorgerinnen und Seelsorger sind diesbezüglich bei sterbenden Menschen gegensätzliche Verhaltensweisen zu beobachten. Während sich manche „besonders schmücken, für das was kommt", oder nach ihren Schuhen rufen („Schuhe – ich brauche schwarze Schuhe!"), weigern sich andere, ein neues Hemd anzuziehen oder reißen sich gar ihre Kleider vom Leib. Letzteres wird mehrfach vermerkt. Auf einem Fragebogen findet sich dazu die folgende Notiz:

Vignette 8

> Mehrmals ist mir begegnet, dass Menschen ihre Kleider ausgezogen haben. Dies war mindestens in drei Fällen sehr auffällig, nämlich bei Frauen und Männern, die sonst sehr auf ihr Äußeres geachtet haben. Im Sterbeprozess jedoch haben sie penetrant ‚alle Hüllen vom Leib gerissen'. Es hat mich selber erstaunt, da es mehrmals und sehr auffällig aufgetreten war. Ich erinnere mich deshalb so gut daran, weil sowohl Pflegepersonal wie Angehörige mich darauf angesprochen haben, ob ich eine Ahnung hätte, was das bedeuten könnte. Meine Ahnungen? Sich des Äußeren entledigen? Keine Einengung? Freiheit? Etwas aus der Lebensgeschichte? Eigentlich habe ich KEINE Ahnung, nur Vermutungen.

Vermerkt wird auch, dass manche Sterbende die Schläuche und Infusionen herauszuziehen versuchen oder die Decke und das Leintuch aus dem Bett werfen. „Eine Patientin sagte dazu immer wieder: ‚Weg, es muss alles weg!'" Ein Patient sagte dazu: „Brauche ich doch nicht mehr."

Ähnlich ambivalent wie der Umgang mit dem ‚letzten Hemd' ist die Symbolisierung der ablaufenden Lebenszeit. Auf der einen Seite wird vermerkt: „Das Ausziehen der Uhr oder das Wegstellen eines Weckers kommt häufiger vor." Das bereits erwähnte Weglegen der Agenda gehört ebenfalls zu diesen Gesten, mit denen jemand sich der Sorge um die Zeit entledigt. Auf der anderen Seite beobachten die von uns befragten Seelsorgenden eine erhöhte Aufmerksamkeit für Zeitmarkierungen. So wurde vermerkt: „Eine Uhr gegenüber des Betts aufhängen lassen", und anderswo: „Das Kalenderblatt mit dem jeweils aktuellen Datum musste auf Wunsch des Sterbenden so aufgehängt sein, dass er/sie immer einen Blick darauf werfen konnte. Die Sterbende hörte die Kirchenglocken läuten und sagte: ‚Die läuten für mich.'" Wo die Ahnung, dass bald die letzte Stunde schlägt, in Frageform auftritt, dürfte der Ton weniger unbekümmert sein: „Ein Sterbender fragt: ‚Wie spät ist es?'"

Auch räumliche Gegebenheiten ziehen die Aufmerksamkeit von Sterbenden auf sich und verbinden sich mit Wünschen. Hingewiesen wird in den Rückmeldungen auf Patienten, die das Fenster immer offen haben wollen. Auch in diesem Bereich gibt es grosse Unterschiede: Während der eine Patient nur gedämpftes Licht vertrug, wollte ein anderer, dass die Seelsorgerin den Vorhang aufmache, „weil es so dunkel sei." Schließlich wird von Sterbenden berichtet, die trotz großer körperlicher Schwäche versuchen, aufzusitzen und ihr Bett zu verlassen, oder die „unbedingt mit dem Rollstuhl aus dem Zimmer gefahren werden wollen". Ein Patient begründete: „Ich muss hier fort. Der Heimleiter kam zu mir und sagte, dass sie mein Bett und mein Zimmer hier dringend brauchen für andere Leute und dass ich schon lange genug da war." Auch in der folgenden Vignette, die auch auf die symbolische Bedeutung von Türe, Fenster und Atemluft hinweist, probt eine sterbenskranke Patientin ihren ‚Aufbruch' in einer Rundfahrt mit dem Rollstuhl:

Vignette 9

Die Pflegenden einer medizinischen Station bitten um Unterstützung bei und für eine 69-jährige Patientin mit Lungenkrebs. Sie wird palliativ behandelt, man versucht, ihr das Atmen zu erleichtern und Schmerzen zu verringern. Die Frau war Schweizerin und hat viele Jahre als Vorgesetzte gearbeitet. Sie war eine sehr aktive, gepflegte, vielleicht etwas resolute Person. Sie war es sich gewohnt, dass sie andern als Chefin etwas zu sagen hatte. Ihr „ans Bett gebunden und isoliert sein" empfand sie wohl deshalb besonders schmerzhaft. Im Zimmer treffe ich auf eine kleine, „geschrumpfte" Frau im Bett, das völlig verkehrt steht, mit dem Kopf am Fenster, sie sieht nur auf die Tür. Warum das so ist, finde ich nicht heraus. Der aus der Türkei stammende Ehemann, der etwa zwanzig Jahre jünger ist, befindet sich ebenfalls im Zimmer. Sie sind seit 24 Jahren zusammen. „Seit der mir das gesagt hat, kann ich gar nichts anderes mehr denken. Das war so gemein." Der Mann winkt mich zu sich in die Ecke und erklärt mir ausserhalb der Hörweite der Frau, der Professor habe seiner Frau erklärt, dass sie Krebs habe und nicht mehr geheilt werden könne. „So etwas tut man nicht, das ist einfach falsch. Bei uns sagt man den Leuten, dass sie krank sind, und dann tut man alles für sie, was geht. Das geht doch nicht, dass man jemandem das Wort ‚Krebs' sagt. Demokratie ist schon gut in der Schweiz, aber das sollte man nicht machen." Ich gehe aufgrund dieser Aussagen davon aus, dass die beiden nicht offen miteinander über das bevorstehende Sterben der Frau reden können. Bei den nächsten beiden Besuchen, treffe ich sie allein. Sie klagt immer über das Alleinsein, Langeweile und Atemnot. Darüber, wie es bei ihr weiter geht, spricht sie nicht. Bei einem Besuch, bei dem es ihr deutlich schlechter geht, frage ich sie einmal, was sie denke, wie es bei ihr weitergehe. Sie spricht von einer Verlegung, weicht dann aber aus. Beim nächsten Besuch geht es ihr noch schlechter, sie erzählt, dass sie verlegt werden wird, und klagt auch wieder, wie es ihr hier geht, sie könne nicht einmal laufen vor Schwäche. Ich sage: „Gell, Fr. Z., das einzig Gute ist, dass sie weder Kraft noch Luft brauchen, um dorthin zu kommen, wo Sie hingehen werden." Sie fragt nicht nach und nach einer Weile wiederhole ich das noch einmal, und sie stimmt mir zu.

Beim nächsten Besuch soll ich gleich das Fenster öffnen, das schon offen ist. Sie habe keine Luft. Sie wolle raus. Ich frage wohin, sie sagt: „Da raus" und zeigt zur Tür. Plötzlich sagt sie mit kräftiger, lauter Stimme: „Also fertig, jetzt gehen wir, auf!!" Ich sage zu ihr: „Gell, Frau Z., sie sind daran, aufzubrechen?" – „Ja!" Ich sage, dass ich die Schwestern holen werde, damit sie sie in den Rollstuhl setzen. Während wir warten, kommt das noch einmal ganz unvermittelt laut und kräftig: „Also, ich gehe jetzt auf, auf." Beim Wechsel in den Stuhl stirbt sie fast, erholt sich aber wieder und wir drehen drei Runden mit Rollstuhl und Infusionsständer. Wenn ich Richtung Zimmer schwenke, schreit sie gleich auf: „Nein, nein, da will ich nicht hinein." Nach drei Runden stelle ich sie dann aber doch wieder ins Zimmer, versuche noch den Ehemann zu erreichen, und verabrede mich für morgen. Am andern Tag ist das Zimmer leer. Sie ist um 6.00 „aufgebrochen".

Ganz schlicht und in einem einzigen Wort symbolisierte sich der Aufbruch oder Abschluss im folgenden Beispiel:

Vignette 10

Ein Patient, den ich von früher kannte, lag auf der Intensivstation. Er öffnete zwischendurch die Augen und sagte dann: „Amen". Als ich ihn fragte, ob ich ein Gebet sprechen dürfe, nickte er und war danach ganz ruhig. Er ist einige Tage später friedlich eingeschlafen.

Verbindung mit Verstorbenen

Symbolisch sich äußernde Kontakte zu Verstorbenen bilden in unserer Befragung einen weiteren thematischen Schwerpunkt. Auch hier gibt es thematische Überschneidungen. Im folgenden Beispiel finden sich auch das Reise- und Aufbruchsmotiv:

Vignette 11

Frau M., bereits hochbetagt, war auf einem großen Bauernhof aufgewachsen. Während dem Krieg wurden sie und ihre Familie auf schreckliche Art und Weise vertrieben. Ein Bruder war dabei ums Leben gekommen. Einen anderen Bruder, der ledig blieb, hatte sie über lange Jahre mitversorgt. Als ich sie zwei Wochen vor ihrem Tod besuchte, sagte sie mit ganz lebendigen und wachen Augen: „Mein Bruder kommt mit einem 4-spannigen Pferdewagen und holt mich nach Hause.“

An dieser Stelle zeigt sich der von uns vermutete Zusammenhang zwischen symbolischer Kommunikation und visionärem Erleben besonders deutlich. Mehrere Seelsorgerinnen und Seelsorger berichten davon, dass Sterbende nach ihrer verstorbenen Mutter bzw. ihrem verstorbenen Vater rufen oder etwas berühren möchten, was sich dem Blick der anwesenden Begleitpersonen entzieht. In einer Rückmeldung wird eine solche Kontaktsuche weiter spezifiziert: „Rufen nach einer früheren Bezugsperson, die angeblich im Nebenzimmer darauf wartet, dass der Sterbende auch kommt“.

Gelegentlich zeigt sich die Präsenz von Verstorbenen in symbolischer Gestalt. Vermerkt wird etwa die Erzählung einer Patientin, dass eine Taube, die vor ihr Fenster geflogen sei, mit ihr gesprochen habe. Die Seelsorgenden können auch zu direkten Zeugen solcher Gespräche werden, in denen die Verstorbenen manchmal namentlich angesprochen werden. „Eine sterbende Frau sprach mit diesen Personen und stellte ihnen Fragen: ‚Wo bist Du? Warte, ich muss noch fertig werden.‘“ In solchen Konversationen sind nach der Wahrnehmung der Seelsorgerinnen und Seelsorger auch Gesten und der Blickkontakt bedeutsam: „Bei mehreren Menschen: die Hand nach jemandem ausstrecken, mit Blick in eine bestimmte Zimmerrichtung oder zum Fenster. Ähnlich zeigende Gesten.“ Auf einem anderen Fragebogen steht: „Patienten greifen in die Luft, versuchen sich auch an den Haltegriffen festzuhalten. Oft wollen sie dabei keine Hand ergreifen, sondern es scheint, als griffen sie nach etwas Unnennbarem oder nach etwas, das nur sie zu erblicken vermögen.“

Abschiedsgesten

Die Nähe zu alltäglichen Kommunikationsformen ist im Bereich der Gesten besonders deutlich. Die von den Seelsorgerinnen und Seelsorgern vermerkten Gesten entsprechen weitgehend dem, was auch in anderen Abschiedssituationen üblich ist. Was ihnen ein besonderes Gewicht verleiht, ist manchmal einzig der Kontext. Doch können sie auch durch ihre besondere Intensität als Gesten des letzten Abschieds wahrgenommen werden: „Beide Hände nehmen und sich innigst verabschieden." Oder: „Meine Hand nehmen. Sie drücken." Auch die Schwierigkeiten des Abschieds drücken sich gestisch aus, etwa dort, wo aus dem festen Händedruck ein Festklammern wird. Ein Stichwort, das in diese Richtung weist, lautet: „Meine Hand nicht mehr loslassen." Eine andere Notiz macht darauf aufmerksam, dass es manchmal bei einer angedeuteten Verabschiedungsgeste bleibt: „Versuch, die Hand zu reichen (intubierter Patient)". In den Umkreis alltäglicher Abschiedsgesten gehört auch das mehrfach aufgeführte Winken von Sterbenden. Die Seelsorgenden verzeichnen allerdings nicht nur ein Zuwinken, sondern auch ein Abwinken. Es entspricht der Beobachtung, dass in Todesnähe auch Gesten der Abgrenzung zu finden sind. Eine Seelsorgerin schreibt: „Ich habe öfter Gesten gegenüber Angehörigen wahrgenommen, die signalisieren: ‚Lass mich alleine. Berühre mich nicht.'" Dass die Abschiedsgesten von Sterbenden manchmal brüsk sind, bekommen gelegentlich auch die Seelsorger selbst zu spüren, so wie in der folgenden Vignette:

Vignette 12

> Ein Krankenpflegeschüler erzählt bei einem Sterbeseminar vom Tod seines Großvaters. Dieser rief, als er spürte, dass er bald sterben würde, seine Angehörigen und Verwandten zu sich, um sich von ihnen zu verabschieden. Dann ließ er den Pfarrer zum Empfang der Sterbesakramente holen. Die Angehörigen stellten neben seinem Bett eine Kerze auf und beteten den Rosenkranz. Nach einer Weile richtete sich der schwerkranke Mann auf, nahm die Kerze, blies sie mit den Worten „jetzt reicht's" aus, legte sich hin und hauchte sein Leben aus.

Gelegentlich findet sich in den Abschiedsgesten auch ein Transzendenzbezug. Die häufigste Form dafür ist der Verweis ‚nach oben'. Er wurde von den befragten Seelsorgerinnen und Seelsorgern in vielen Varianten beobachtet: „Hinweis auf nächst höheres Stockwerk"; „mit dem Finger nach oben zeigen"; „Kopfnicken gegen Himmel"; „es wird mit der Hand Richtung Himmel gezeigt." Oder in einer expressiven Steigerung: „Arme emporheben. Hände greifen nach oben"; „mit den Händen rudern". Es gibt auch einige Hinweise auf Zeigegesten, die auf ein näheres Ziel gerichtet sind, z. B. auf Bilder im Raum oder das Kreuz an der Wand. Vermerkt wurden schließlich auch Gesten, die eine Introversion zum Ausdruck bringen: „Hände falten"; „Hände auf dem Bauch oder über der Brust verschränken"; „wie ein Embryo sich zusammenkrümmen".

3 Analyse exemplarischer Vignetten

Neben stichwortartigen Rückmeldungen ließen uns die befragten Seelsorgerinnen und Seelsorger auch längere Vignetten zukommen. Für die uns leitende Frage nach den Möglichkeiten seelsorglicher Begleitung sind diese Vignetten von hohem Wert. Wie bereits im vorigen Abschnitt zeigt sich auch hier, dass symbolische Kommunikation in sehr unterschiedlichen Gestalten auftreten kann und seitens der Begleitpersonen kreativer Antwortformen bedarf. Ein Beispiel dafür ist der folgende Bericht einer Seelsorgerin:

Vignette 13

> Eine etwa 45-jährige Frau, die bei uns Patientin ist, erzählte mir folgende Begebenheit: Ihr aus Italien stammender Vater verbrachte nach dem Tod der Mutter jeweils den Winter in der Schweiz und den Sommer im alten Elternhaus in der Toskana. Dann erlitt er einen Schlaganfall und war halbseitig gelähmt. Er kam in ein Pflegeheim in der Schweiz, wo ihn die Tochter jeden Abend besuchte. Nach vier Jahren begrüsste er sie eines Abends mit den Worten: „Komm, wir gehen, lass uns gehen!" Sie fragte: „Wohin denn?" Und er sagte: „Komm, wir gehen jetzt nach Spanien!" (wo er niemals war). Darauf sagte die Tochter: „Papa, wenn *du* gehen willst, dann geh! Aber *ich* kann nicht mitgehen. Ich muss noch hierbleiben." Am Morgen erhielt sie die Nachricht, dass ihr Vater in der Nacht verstorben sei.

Dieses Beispiel ist in mehrfacher Hinsicht typisch für viele Rückmeldungen. Patienten erzählen den Seelsorger(innen) nicht nur von ihrer aktuellen Krankheit, sondern auch von vergangenen Konfrontationen mit Krankheit und Tod. Die aktuellen Erfahrungen rufen frühere wach, und das klinische Umfeld schafft einen Raum des Nachdenkens und der Imagination. In der vorliegenden Vignette erinnert sich die 45-jährige Patientin an das Sterben ihres Vaters.

Exkurs

> Ich füge an dieser Stelle eine methodologische Zwischenbemerkung ein: Formal betrachtet haben wir es hier mit dem schriftlichen Bericht einer Seelsorgerin über eine Situation zu tun, in der ihr eine Patientin mündlich von einem Ereignis symbolischer Kommunikation erzählte, das ebenso einprägsam wie flüchtig war. Insofern die Frau selbst Zeugin der perimortalen Kommunikation ihres Vaters war, handelt es sich bei dieser Vignette um ein Zeugnis zweiten Grades. Das verdoppelt auch die Frage nach der Verlässlichkeit des Erzählten, die jeder Zeugnisbericht hervorruft. Was den Bericht glaubwürdig macht, ist nicht zuletzt die schlichte Prägnanz des berichteten Ereignisses. Die hermeneutische Frage, um wessen Geschichte es sich hier handelt, ist schwer zu beantworten. Es ist ebenso die Geschichte des sterbenden Vaters wie jene der Tochter und der Seelsorgerin. Arthur W. Frank kommentierte ein ähnlich komplexes Beispiel mit den Worten: „The question of whose story this is becomes

complicated. Ultimately, the story seems to be no one's *own*; it exists amid all these relationships, which the story itself works to shape. [...] No story is any one person's own because the story is always already told in a relationship."[8]

Zurück zu *Vignette 13:* Wie wir gesehen haben, gehört es zu den am häufigsten beobachteten Motiven, dass Menschen in Todesnähe den Wunsch äußern, auf eine Reise gehen zu wollen. Auch die auffallende Dringlichkeit, mit der der Wunsch hier geäußert wird, ist typisch. Dennoch fehlt auch diesem Beispiel nicht der persönliche Zuschnitt. So ist die Antwort, die der sterbende Vater auf die Rückfrage der Tochter gibt, überraschend. Dass viele Sterbende vom Heimgehen sprechen, wurde auch in unserer Umfrage vermerkt. Doch im vorliegenden Beispiel will der sterbende Vater gerade *nicht* in seine italienische Heimat zurück, sondern nach Spanien, wo er niemals war. Weshalb er ausgerechnet dorthin reisen möchte, lässt sich nur vermuten. Es ist ein Land, das sprachlich und geografisch eine Nähe zu seinem Herkunftsland hat. Und es liegt im Westen, wo die Sonne untergeht. Dass der Mann selbst noch nie in diesem Land war, dürfte bedeutsam sein. Es ist für ihn Neuland. Vielleicht war es für ihn ein Land der Träume und der Sehnsucht.

Die Metaphern, die Sterbende gebrauchen, um sich mitzuteilen, scheinen oft unmittelbar aus ihnen selbst zu kommen. Darin ähneln sie Traumbildern und berühren sich mit dem visionären Erleben. Doch kann es auch sein, dass sie durch Äußeres angeregt werden: durch eine Armbanduhr, eine verwelkende Blume[9] oder einen sich entblätternden Baum vor dem Fenster. Gelegentlich kann das auch durch weltpolitische Ereignisse geschehen. So im folgenden Beispiel. Es stammt, wie unschwer zu erraten sein wird, von einer katholischen Patientin, die sich nicht ohne Humor von dieser Welt verabschiedete. Der Seelsorger, der sie über eine längere Zeit begleitete, berichtet:

Vignette 14

Nach dem Amtsverzicht von Papst Benedikt XVI. komme ich montags zu einer 86-jährigen Patientin, die schon seit Jahren krebskrank ist und in den letzten Monaten auch dialysepflichtig wurde. Sie hatte die Beeinträchtigungen durch ihre Erkrankungen immer geduldig, bewundernswert und mit viel Humor getragen. An diesem Montag begrüßt sie mich mit den Worten: „Der Papst hat abgedankt, nun kann auch ich abdanken. Ich habe heute Morgen der Ärztin gesagt, dass ich keine weitere Dialysebehandlung mehr möchte." Die Frau stirbt vier

8 Arthur W. Frank, Asking the Right Question about Pain. Narrative and *Phronesis*, in: Literature and Medicine 23 (2004), 209 – 225, hier: 210/214.

9 Vgl. Rachel Stanworth, Recognizing spiritual needs in people who are dying, Oxford/New York: Oxford University Press, 2004, 2.

Tage später, nachdem sie zuvor von allen Angehörigen und Verwandten Abschied genommen und jedem aus ihrem Nachlass etwas persönlich übergeben hatte. Mir gegenüber hat sie rückblickend die Zeit der Erkrankung so bewertet: „Ich danke Gott, dass er mir diese Jahre der Krankheit geschenkt hat. Denn ich habe diese Zeit gebraucht, um mich mit allen und allem zu versöhnen. Jetzt bin ich bereit zu gehen." Wenige Stunden vor ihrem Tod sagte sie: „Der Tod schleicht schon um mein Haus, er sucht noch den Eingang, aber er wird ihn bald finden!"

Im Unterschied zum sterbenden Vater in Vignette 13 greift diese Patientin in bewusster Weise auf eine metaphorische Sprache zurück. Ihre Aussage erschließt sich unserem Verstehen unmittelbar, so wie sich der 86-jährigen Patientin ein weltpolitisches Ereignis als symbolische Erlaubnis erschlossen hat, nun den letzten Schritt wagen zu dürfen und die Dialyse abzusetzen. Der Rücktritt des Papstes ermutigt sie, selbst ‚abzudanken'. Ein schönes Wort, in dem sich ‚Dank' verbirgt! Die Frau findet viel Grund zum Dank – selbst für die Jahre der Krankheit, die ihr die Zeit gegeben haben, sich mit ihrem Leben zu versöhnen. Jetzt kann sie es loslassen wie Benedikt XVI. sein hohes Amt.

Vier Tage später, wenige Stunden vor ihrem Tod macht die Frau noch eine weitere symbolische Mitteilung. Sie spricht in personifizierter Weise vom Tod. Er schleicht um ihr Haus, sucht den Eingang. Ein starkes Bild. Was sich auf den ersten Blick als bedrohlich ausnimmt, erscheint im Lebens*end*kontext dieser Frau als ersehnter Zielpunkt: „Er wird den Eingang bald finden." Die Frau scheint sich den Tod sanft zu imaginieren.

Nochmals in anderer Weise verschränken sich Imagination und symbolische Kommunikation im folgenden Bericht einer Seelsorgerin:

Vignette 15

Frau O., eine ältere Patientin mit einer Krebserkrankung im Terminalstadium, weist mich während eines Gesprächs auf die große, schöne Buche hin, die sich vor ihrem Fenster im Garten des Spitals erhebt. Es ist Herbst, und sie hat schon viele Blätter verloren. Frau O. sieht sich selbst darin gespiegelt. Auch sie müsse mit Verlusten fertig werden und von vielem Abschied nehmen. Wie die Buche verliere sie alle Blüten und Blätter. Sie sagt dies nicht weinerlich, sondern sehr würdevoll und gefasst. Plötzlich beginnt sie zu lächeln und berichtet mir von einer Linde, die in ihrem Leben wichtig war. Dieser Lindenbaum, der mitten auf einem Feld stand, war der Ort, wo Frau O. sich mit ihrem zukünftigen Bräutigam vor der Hochzeit regelmäßig traf. Daraufhin erzählt mir Frau O., sie stelle sich vor, dass diese Linde im Paradies unendlich schön blühen und dass sie ihren verstorbenen Mann wieder unter ihr treffen werde. Als ich mich von ihr verabschiede, liegt ein leichtes Lächeln auf ihrem Gesicht.

Der Blick aus dem Fenster in die Weite gehört zu den ebenso alltäglichen wie symbolischen Vollzügen von Menschen am Lebensende. Frau O.s Blick wird von einer Buche gefesselt, die in ihr Erinnerungen weckt und sie zum Träumen einlädt. In dem sich entblätternden Baum sieht sie ein Sinnbild ihrer selbst – ähnlich wie der zehnjährige Christoph, der wenige Wochen vor seinem Tod das Bild zeichnete, das Katrin Hillermann in ihrem Beitrag betrachtet. Wie die am Boden liegenden Blätter in Christophs Zeichnung einem Goldschatz gleichen, spiegelt sich in Frau O.s Worten ein Sinn für die Kostbarkeit und Würde ihres zu Ende gehenden Lebens. Offenbar erfährt sie sich darin auch von der Seelsorgerin wertgeschätzt. Denn während des Gesprächs teilt sie eine kostbare Erinnerung mit, an die sich dann auch eine Hoffnung anknüpft. Während des Erinnerns und Imaginierens ereignet sich eine feine, für die Seelsorgerin wahrnehmbare Stimmungsveränderung. Die sich entblätternde Buche versinnbildlicht nicht allein die gegenwärtige Situation der sterbensnahen Frau. Auch die glücklichsten Zeiten ihres Lebens beginnen plötzlich an diesem Baum aufzuleuchten. Aus der herbstlichen Buche wird eine frühlingshafte Linde, ein Ort und Wahrzeichen liebender Zusammenkunft. Am Ende verwandelt sich das Erinnerungsbild in einen Wachtraum: in die Vorstellung von einem blühenden Paradiesbaum, unter dem Frau O. ihren verstorbenen Mann wieder treffen wird, so wie einst unter einer Linde während ihrer Verlobungszeit. Offen bleibt, ob sich diese einzigartige Verbindung von Sinnbild, Erinnerungsbild und Wachtraum im Seelsorgegespräch selbst ereignete oder schon vorher. Wie auch immer es war: im geschützten Raum dieser Gesprächssituation konnte zur Sprache kommen und anschaulich mitgeteilt werden, was das Leben von Frau O. zum Glänzen brachte und was in ihr noch in Todesnähe eine stille (Vor-)Freude weckte. Das Realsymbol des Buchenbaums wird zur Brücke vom gegenwärtigen Augenblick zum vergangenen Glück und zur erhofften und imaginierten Zukunft.

Die Verbindung zwischen symbolischer Kommunikation und visionärem Erleben findet sich auch in einer weiteren Vignette, in der das Motiv der Wiederbegegnung in ähnlicher Weise vorkommt:

Vignette 16

> Im Gespräch sagte mir eine Patientin, dass sie ein Rendez-vous mit ihrem Mann hatte. Ich fragte, ob sie sich erinnerte, dass ihr Mann vor zwanzig Jahren gestorben sei. Sie sagte mir: „Ja, natürlich, doch habe ich ein Rendez-vous mit ihm." Zwei Tage danach starb sie.

Das letzte Beispiel stellt die seelsorglich anspruchsvollste Situation dar. Er stammt von einem Seelsorger mit langjähriger Erfahrung:

Vignette 17

Frau L., die zwischen 50 und 60 Jahre alt war, lag mit einer Krebserkrankung im Terminalstadium über Wochen auf der onkologischen Station. Sie war bereits stark geschwächt und konnte sich nur noch sehr undeutlich mitteilen. Die Ärzte und Pflegenden rechneten schon seit längerem mit ihrem Tod und wunderten sich, dass sie immer noch lebte. Für das Pflegepersonal war sie sehr schwierig. Ihre anhaltende Unruhe und ihr endloses und unverständliches Rufen waren äußerst belastend. Die Wort- und Satzfetzen konnten als verzweifeltes Drängen verstanden werden, nach Hause gehen zu wollen. Immer wenn Frau L. wahrnahm, dass jemand in ihre Nähe kam, begann sie, um Hilfe zu rufen.

Das war auch das erste, was ich bei ihr erlebte. Ein Dialog mit ihr war nicht möglich. Verständnisfragen kamen nach meiner Wahrnehmung nicht bei ihr an. Mir blieb nur die Möglichkeit, gut zuzuhören und zu beobachten – und gelegentlich zu bestätigen, dass ich ihr Rufen höre, aber noch nicht verstehe. Ab dem dritten Besuch wurden mir ihre Hilferufe allmählich etwas verständlicher. Ich versuchte, die Wort- und Satzfetzen in einen Zusammenhang zu bringen, was umso schwieriger war, als ich Frau L. nicht kannte und nichts über ihren Lebenshintergrund wusste. Es glich dem Zusammensetzen eines Puzzles mit fehlenden Teilen. So verstanden bedeuteten die Hilferufe: „Ich muss dringend nach Hause, um noch etwas zu erledigen, etwas in Ordnung zu bringen." Als ich ihr mitteilte, was ich glaubte, verstanden zu haben, reagierte sie heftig, ohne sich verständlich ausdrücken zu können. Das kam bei mir so an: „Also, wenn Sie mich schon verstanden haben, dann helfen Sie mir jetzt, sofort!"

Nach der ersten Verunsicherung wurde mir klar, wie ich ihr helfen könnte, zur Ruhe zu kommen und loslassen zu können. Während der folgenden Besuche, die zwischen 45 und 60 Minuten dauerten, teilte ich ihr behutsam und in kleinen Schritten mit, was ich wahrnahm und zu verstehen meinte:

„Sie möchten unbedingt noch etwas erledigen, etwas in Ordnung bringen."

„Es macht Ihnen große Sorgen, es macht Ihnen Angst, dass Sie es nicht erledigen können."

„Ich stelle fest, wie sehr Sie sich verantwortlich fühlen."

„Sie haben den guten Willen. Mehr ist in ihrer Situation nicht verlangt."

„Sie dürfen beruhigt sein, es wird jetzt alles gut."

Zwischen den einzelnen Aussagen versuchte ich wahrzunehmen, ob sie bei Frau L. ankamen. Tatsächlich wurde sie zunehmend ruhiger. Wie ich vom Pflegepersonal erfuhr, hielt die Wirkung am Anfang allerdings nur etwa eine halbe Stunde an. Ich besuchte Frau L. nun täglich, und was ich ihr immer in gleicher Weise sagte, wurde zu einem Ritual. Schritt für Schritt und in möglichst gleichen Worten ging ich mit ihr immer denselben Weg. Nach und nach stellte sich bei Frau L. eine dauerhaftere Ruhe ein. Sie starb gut zwei Wochen, nachdem ich sie zum ersten Mal besucht hatte.

Die Vignette schildert eine für klinische Seelsorge nicht seltene Situation. Und sie markiert einen Grenzfall dessen, was man als symbolische Kommunikation von Sterbenden bezeichnen kann. Ist es angemessen, diese Kategorie auf das zitierte Beispiel anzuwenden? Gehört es nicht eher zu den Kommunikationsproblemen, die sich bei krankheitsbedingten Sprachstörungen und demenziellen Erkrankungen einstellen? Ähnlich wie der sterbende Vater in der ersten Vignette äußert

Frau L. einen dringlichen Wunsch. Ihr Rufen gleicht einem S.O.S.-Signal. Für das Pflegepersonal bedeutet es eine Entlastung, dass sich der Seelsorger dieser ‚schwierigen Patientin' annimmt und zu verstehen sucht, wonach sie so hartnäckig ruft. Was er nach längerem Zuhören zu verstehen beginnt, ist nicht viel. Doch es genügt, um Frau L. das Gefühl zu geben, verstanden zu werden. Offenkundig artikulierte Frau L. eine innere Zerrissenheit. Sie musste unbedingt noch etwas in Ordnung bringen. Doch ihr Zustand ließ es nicht zu, das zu tun. Die seelsorgliche Kommunikation konzentrierte sich auf dieses Dilemma. Sie vermittelte die Gewissheit, dass das gute Wollen und Wünschen genügt, und dass deshalb alles Ungeordnete vertrauensvoll übergeben werden darf. Die Vermutung legt sich nahe, dass der Seelsorger durch seine Art der Kommunikation und sein regelmäßiges Wiederkommen eine vertrauensvolle Beziehung zu Frau L. aufzubauen vermochte, die es ihr schließlich ermöglichte, seinen Worten vertrauen zu können.

Die untersuchten Beispiele weisen darauf hin, dass symbolische Kommunikation in Todesnähe vielgestaltiger ist, als gemeinhin wahrgenommen wird. In inhaltlicher Hinsicht entsprechen sie den typischen Themen bildhaften Erlebens in Todesnähe, auf die ich in meinem einleitenden Beitrag bereits hingewiesen habe:[10]

1. Vorbereitung für den Aufbruch
2. Verbindung mit Verstorbenen
3. Wiedererleben von Schlüsselereignissen
4. Unabgeschlossene Aufgaben

Die Vorbereitung für den Aufbruch findet sich in Vignette 13 mit der angekündigten Spanienreise; die Verbindung mit signifikanten Personen in der Erinnerung von Frau O. an ihren verstorbenen Mann und in ihrer Vorfreude auf das erhoffte Wiedersehen. In der Linde symbolisiert sich zugleich auch ein Schlüsselereignis ihres Lebens. In Vignette 14 verbinden sich Aufbruchsmotive mit dem bewussten Abschluss der Lebensaufgabe: „Der Papst hat abgedankt, nun kann auch ich abdanken." Und in Vignette 17 stehen unabgeschlossene Aufgaben im Vordergrund.

Die zitierten Vignetten machen darauf aufmerksam, dass Menschen in Todesnähe in unterschiedlichem Maße in imaginativen oder visionären Erlebnisformen absorbiert sind. Das Wachbewusstsein geht ins tagträumerische oder visionäre Erleben über und ist von ihm durchsetzt. Auf einem Spektrum abgebildet, steht am einen Ende die 86-jährige Patientin, die aus Anlass des symbo-

10 Cheryl L. Nosek et al., End-of-Life Dreams and Visions. A Qualitative Perspective from Hospice Patients, in: American Journal of Hospice and Palliative Medicine 32 (2014), 269 – 274.

lisch gedeuteten päpstlichen Amtsverzichts auf selbstreflexive Weise eine Lebens*end*entscheidung trifft und die erlebte Todesnähe in origineller Metaphorik beschreibt. Am anderen Ende des Spektrums steht der sterbende Vater aus Vignette 13, der ganz in die Vorstellung versunken zu sein scheint, demnächst in ein Land zu reisen, in dem er noch niemals war. Zwischen diesen beiden Polen liegt das imaginative Erleben von Frau O., die in der sich entblätternden Buche vor ihrem Spitalzimmer nicht allein ein Sinnbild zu erkennen vermag, sondern auch ein Schlüsselerlebnis ihres Lebens und die erhoffte Wiederbegegnung mit ihrem verstorbenen Mann imaginativ vergegenwärtigt und der Seelsorgerin davon erzählt. Da das Bewusstsein von Sterbenden oft oszilliert, ist damit zu rechnen, dass bei ein und derselben Person sich verschiedene Formen des Erlebens finden, und die Art und Weise, wie sie dieses zu kommunizieren vermag, in hohem Maße kontextbedingt ist.

4 Seelsorgliche Validation symbolischer Kommunikation

Der Zielpunkt unserer Studie bildet die Frage nach der Bedeutung der untersuchten Phänomene für die Aufgaben von Spiritual Care und klinischer Seelsorge. Erste Hinweise ergeben sich aus den zitierten Berichten selbst. Sie können als exemplarische Beispiele für die Möglichkeiten und Grenzen spiritueller Begleitung gelesen werden. Die besondere Aufgabe, die sich im Zusammenhang symbolischer Kommunikation stellt, kann man als *Validation* beschreiben. Ich übernehme diesen Begriff von Naomi Feil, die ihn für die Begleitung von demenziell erkrankten Menschen entwickelte.[11] Symbolische Mitteilungen zu validieren, bedeutet, das in ihnen zum Ausdruck Gebrachte, mag es noch so unverständlich sein, als wertvoll und bedeutsam zu erachten und dies auch zu kommunizieren. Auch wenn es deutliche Unterschiede gibt zwischen der symbolischen Kommunikation Sterbender und den vielfältigen Weisen, wie demenziell erkrankte Menschen sich mitteilen, so stehen Begleitpersonen doch vor ähnlichen Herausforderungen. Sie ergeben sich aus Mitteilungsformen, die von der Logik alltäglicher Kommunikation deutlich abweichen. Aufgrund eines tiefsitzenden Normalitätsstrebens neigen Angehörige und professionelle Begleiter

---

11 Naomi Feil/Vicki de Klerk-Rubin, Validation. Ein Weg zum Verständnis verwirrter alter Menschen, München/Basel: Reinhardt, [9]2010. Zur Kritik dieses Konzepts und zur Weiterführung durch Nicole Richard vgl. Svenja Sachweh, Spurenlesen im Sprachdschungel. Kommunikation und Verständigung mit demenzkranken Menschen, Bern: Huber, 2008, 258–266.

dazu, auf solche Abweichungen und die damit verbundenen kognitiven Dissonanzen irritiert zu reagieren und die Betroffenen als verwirrt und nicht mehr zurechnungsfähig zu betrachten.[12] Validation bedeutet, dem spontanen Korrekturbedürfnis zu widerstehen und nach dem Sinn des – auf den ersten Blick – Unsinnigen zu fragen.

Symbolische Kommunikation bedarf eines wohlwollenden und kreativen Hörern.[13] Im vorliegenden Zusammenhang geht es darum, Menschen in Todesnähe zu vermitteln, dass wir ihre Äußerungen ernst nehmen, auch wenn wir sie nicht immer verstehen. Nach Inger Hermann kommt es „nicht in erster Linie darauf an, dass eine zutreffende Deutung, ein Entschlüsseln gelingt. Wichtiger ist die innere Einstellung. Macht mich das Unverständliche gereizt, wehre ich es ab als Verwirrtheit, oder werde ich immer fähiger, mit Achtung und Interesse, vielleicht sogar mit ein wenig Neugier diese Sprachbilder, die der Sterbende uns hinhält, anzunehmen wie ein ungewöhnliches, womöglich gar kostbares Geschenk?“[14]

Die von Hermann umrissene Einstellung besteht in einer situativ abgestimmten Kombination von Deutungsverzicht und Verstehensbemühung. Hermeneutisch gesehen entspricht eine validierende Einstellung dem *principle of charity*, dem Prinzip einer wohlwollenden Interpretation. Es beruht auf einem Vorschussvertrauen, dass das, was uns jemand mitteilt, bedeutsam ist und sich deshalb das Bemühen um ein genaueres Verstehen lohnt. Ob wir Menschen in Todesnähe in ihrem Mitteilungsbedürfnis und Sinnsuche ernstnehmen, zeigt sich nicht nur in der Geduld unseres Verstehen-Wollens, sondern auch an unserer Bereitschaft, uns auf fremde Bildwelten einzulassen. Die Erforschung der Bildwelten und -sprachen Sterbender kann das Vorschussvertrauen in die Sinnhaftigkeit ihrer symbolischen Kommunikation erhöhen. Sie macht auf ihre kreative Eigenlogik und ihren vielschichtigen Sinn aufmerksam. Sie zeigt insbesondere, wie (Sprach-)Bilder das Unfassbare, das Menschen in Todesnähe widerfährt, präsent, gestaltbar und kommunizierbar machen. Was für das Erzählen im All-

---

12 Beispiele solcher Reaktionen finden sich in der Seelsorgeliteratur zuhauf. Vgl. z. B. Winfried Bolay, „Ich bin gespannt, wie der Himmel aussieht.“ Seelsorge mit Sterbenden, in: Michael Klessmann (Hrsg.), Handbuch der Krankenhausseelsorge, Göttingen: Vandenhoeck & Ruprecht, [3]2008, 103 – 112.

13 In Anlehnung an Lars-Christer Hydén, Storytelling in dementia. Embodiment as a resource, in: Dementia 12 (2013), 359 – 367, nach dem demenziell erkrankte Menschen als kreative Problemlöser zu betrachten sind, die nach einem ebenso grosszügigen und kreativen Hörer verlangen.

14 Inger Hermann, Kommunikation mit Sterbenden: Symbolsprache – Zumutung oder Geschenk?, in: Susanne Kränzle et al. (Hrsg.), Palliative Care. Handbuch für Pflege und Begleitung, Heidelberg: Springer, [4]2011, 124 – 129, hier: 128 f.

gemeinen gilt, trifft für symbolisches Kommunizieren ganz besonders zu: Es spricht unsere Imagination an.[15] Nach Horst Wenzel sind Metaphern Bilder, die im Ohr entstehen.[16] Wenn die Bildsprache Sterbender bei den ihnen zuhörenden Begleitpersonen innere Bilder weckt und diese sich auf diese Bildwelten einlassen, werden Bilder zu Brücken vertrauensvoller Kommunikation.

Die Validation betrifft insbesondere Lebensendwünsche. Die sich in symbolischer Sprache äußernden Wünsche wollen wahrgenommen und gewürdigt werden: der Wunsch, etwas noch zu ordnen, Schlüsselereignisse des eigenen Lebens nochmals zu vergegenwärtigen, sich mit geliebten Verstorbenen zu verbinden und, so wie Herr P. (Vignette 3) und der 9-jährige T. (Vignette 4), in selbstbestimmter Weise aufzubrechen. Die Rückmeldungen der Seelsorgerinnen und Seelsorger lassen vermuten, dass die Validation besonders anspruchsvoll ist, wo die in symbolischer Sprache sich äußernden Wünsche mit belastenden Lebensereignissen oder unabgeschlossenen Aufgaben zu tun haben.

Werfen wir vor diesem Hintergrund nochmals einen letzten Blick auf die Vignetten: Der Umgang der 45-jährige Tochter mit dem Reisewunsch ihres sterbenden Vaters ist ein Musterbeispiel validierender Kommunikation. Als erstes gibt sie ihrem Vater durch eine Rückfrage die Gelegenheit, seinen Wunsch zu verdeutlichen: „Wohin möchtest Du gehen?“ Diese Frage nimmt den Wunsch des Vaters erst. Die Tochter widersteht der Versuchung, ihm seine Reisepläne auszureden. Ganz im Gegenteil: sie gibt ihm die Erlaubnis zu gehen. „Papa, wenn *du* gehen willst, dann geh. Aber *ich* kann nicht mitgehen. Ich muss noch hierbleiben.“ Das ist eine eindrücklich klare und freilassende Antwort. Die Tochter vermittelt ihrem sterbenden Vater, der sie nicht zurücklassen möchte: „Du darfst gehen, auch wenn ich nicht mitgehen kann.“

Die Aufgabe, die sich dem Seelsorger in Vignette 17 stellte, dürfte zu den anspruchsvollsten in diesem Feld gehören. Die um Hilfe rufende Patientin ist ihm nicht persönlich vertraut. Was sie mitzuteilen versucht, ist zunächst ebenso unverständlich wie dringlich. Es braucht mehrere Besuche, bis der Seelsorger nach und nach etwas zu verstehen beginnt. Während dieser Annäherungsphase

---

15 Vgl. Arthur W. Frank, The necessity and dangers of illness narratives, especially at the end of life, in: Yasmin Gunaratnam/David Oliviere (Hrsg.), Narrative and Stories in Health Care: Illness, Dying and Bereavement. Oxford: Oxford University Press, 2009, 161–175, hier: 173.

16 Horst Wenzel, Hören und Sehen. Schrift und Bild. Kultur und Gedächtnis im Mittelalter, München: Beck, 1995, 414 ff. Vgl. auch Kristóf Nyíri, Bild und Gebet, in: Christoph Dohmen/Christoph Wagner (Hrsg.), Religion als Bild. Bild als Religion, Regensburg: Schnell und Steiner, 2012, 216–228, hier: 217: Metaphern funktionieren aufgrund ihrer Verbindung mit mentalen Bildern: „Metaphern und innere visuelle Bilder [...] gehören zu einem einzigen Kontinuum, wobei sich innere und äußere Bilder freilich gegenseitig bedingen.“

besteht seine validierende Kommunikation darin, Frau L. mitzuteilen, dass er sie in ihrer Not wahrnimmt. Im ebenfalls artikulierten Noch-Nicht des Verstehens liegt die Verheißung einer grundsätzlich möglichen Verständigung. Was er schließlich aus den verstandenen Sprachfetzen zusammensetzt und in Worte fasst, stößt bei Frau L. auf eine starke Resonanz. Sie gibt dem Seelsorger die Gewissheit, den springenden Punkt getroffen zu haben. Er kann zwar den Wunsch von Frau L. nicht direkt erfüllen. Doch durch die geduldige und ritualartig immer wieder neu einsetzende Würdigung ihres Wunsches und ihrer verantwortlichen Haltung findet sie langsam zur Ruhe.

In den Vignetten 14 und 15 kommt das kommunikative Verhalten der seelsorglichen Begleitpersonen nicht ausdrücklich zur Sprache. Es ist zu vermuten, dass diese den beiden Patientinnen durch ihr aufmerksames Zuhören einen Raum zur Verfügung stellten, in denen sich deren Bilderleben und Bildsprache entfalten konnten. Validation dürfte in solchen Fällen zweierlei beinhalten: einerseits das Eröffnen eines Raumes imaginativen Erlebens und symbolischer Kommunikation und andererseits die Bereitschaft, sich selbst imaginativ auf fremde Bildwelten einzulassen und auf der Bildebene mit Menschen zu kommunizieren.[17] Wenn in der symbolischen Kommunikation Sterbender auf je einzigartige Weise jene Geschichte zum Ausdruck kommt, die Sterbende durchleben und in der sich die Themen dieses zu Ende gehenden Lebens verdichten und konfigurieren,[18] dann besteht die Aufgabe ihrer Begleitung darin, diesen emergierenden Geschichten das Vorschussvertrauen zu geben, dass sie „atmen können“[19]. Bilder sind nicht automatisch Vertrauensbrücken. Sie werden es durch eine Praxis des Vertrauens.

---

17 Dazu gehört es auch, gehörte Bilder zu wiederholen und das Erzählen darüber zu ermutigen, vgl. Elftraud von Kalckreuth, Auf dem Weg mit Sterbenden. Alles hat seine Zeit, Mainz: Matthias-Grünewald-Verlag, 2001, 34 ff.

18 Cheryl Mattingly, The Paradox of Hope. Journeys through a Clinical Borderland, Berkeley/Los Angeles/London: University of California Press, 2010, 19 spricht von einer „configuring of therapeutic time into acted narratives“.

19 Vgl. Arthur W. Frank, Letting stories breathe, Chicago: Universitiy of Chicago Press, 2010.

Literaturverzeichnis

Abbruzzese, Rosanna, Kommunikation mit Kindern und ihren Familien in Palliativsituationen und in der Trauerbegleitung, in: palliative-ch 4 (2014), 13–16.

Arbeitskreis OPD (Hrsg.), OPD-2: das Manual für Diagnostik und Therapieplanung, Bern: Huber, 2014.

Arnold, Bruce L. / Lloyd, Linda S., Harnessing Complex Emergent Metaphors for Effective Communication in Palliative Care. A Multimodal Perceptual Analysis of Hospice Patients' Reports of Transcendence Experiences, in: American Journal of Hospice & Palliative Medicine 31 / 3 (2013) (DOI: 10.1177 / 1049909113490821).

Bach, Susan, Das Leben malt seine eigene Wahrheit. Über die Bedeutung spontaner Malereien schwerkranker Kinder, Einsiedeln: Daimon, 1995.

Bail, Bernie, To practice one's art, in: James Grotsein (Ed.), Do I dare to disturb the universe? London: Karnac, 1983, 59–82.

Bergman, Mette et al., The meaning of living close to a person with Alzheimer desease, in: Medicine Health Care and Philosophy 19 (2016), 341–349.

Bion, Wilfred R., Second Thoughts, London: Heinemann, 1967.

Blumer, Herbert, Der methodologische Standort des Symbolischen Interaktionismus, in: Roland Burkart / Walter Hömberg (Hrsg.), Kommunikationstheorien. Ein Textbuch zur Einführung, Wien: Braumüller, ³2004, 23–39.

Boehm, Gottfried, Das Zeigen der Bilder, in: ders. / Sebastian Egenhofer / Christian Spies (Hrsg.), Zeigen. Die Rhetorik des Sichtbaren, München: Fink, 2010, 19–52.

Bolay, Winfried, „Ich bin gespannt, wie der Himmel aussieht." Seelsorge mit Sterbenden, in: Michael Klessmann (Hrsg.), Handbuch der Krankenhausseelsorge, Göttingen: Vandenhoeck & Ruprecht, ³2008, 103–112.

Boothe, Brigitte, Vertrauen und Fragilität. Erzählungen alter Menschen vom guten Leben, in: Ralph Kunz (Hrsg.), Religiöse Begleitung im Alter. Religion als Thema der Gerontologie, Zürich: Theologischer Verlag Zürich, 2007, 99–120.

Boss, Pauline, Da und doch so fern. Vom liebevollen Umgang mit Demenzkranken, hrsg. v. I. Bopp-Kistler und M. Pletscher, Zürich: rüffer & rub, 2014, 10 f., 32–50.

Brayne, Sue / Farnham, Chris / Fenwick, Peter, Deathbed phenomena and their effect on a palliative care team: A pilot study, in: American Journal of Hospice & Palliative Medicine, 23 (2006), 17–24.

Brayne, Sue / Fenwick, Peter, The case for training to deal with end-of-life experiences, in: European Journal of Palliative Care 15 (2008), 118–120;

Brayne, Sue / Lovelace, Hilary / Fenwick, Peter, End-of-life experiences and the dying process in a Gloucestershire nursing home as reported by nurses and care assistants, in: American Journal of Hospice & Palliative Medicine 25 (2008), 195–206.

Bryden, Christine, Mein Tanz mit der Demenz, Bern: Huber, 2011, 125.

Burkart, Roland, Kommunikationswissenschaft. Grundlagen und Problemfelder. Umrisse einer interdisziplinären Sozialwissenschaft, Wien / Köln / Weimar: Böhlau, ³1998.

Callanan, Maggie / Kelley, Patricia, Final Gifts. Understanding the Special Awareness, Needs, and Communications of the Dying, New York u. a.: Simon & Schuster, ²2008.

Chochinov, Harvey M., et al., Dignity therapy. A novel psychotherapeutic intervention for patients near the end of life, in: Journal of Clinical Oncology 23 (2005), 5520–5525.

DOI 10.1515/9783110532524-009

Christian-Widmaier, Petra, Nonverbale Kommunikationsweisen in der seelsorgerlichen Interaktion mit todkranken Patienten, Frankfurt / M. u. a.: Lang, 1995.
Darmann, Ingrid, Problemorientiertes Lernen. Transfer durch Erweiterung von Situationsdeutungen, in: PrInterNet. Zeitschrift für Pflegewissenschaft 5 (2004), 461–467.
De Masi, Franco, Making death thinkable, London: Free Association, 2004.
Dehler, Christina, Vergessene Erinnerungen. Alzheimer-Demenz in Martin Suters Small World und Arno Geigers Der alte König in seinem Exil, Bamberg: University of Bamberg Press, 2013.
Dufourcq, Annabelle, Merleau-Ponty: une ontologie de l'imaginaire, Dordrecht: Springer, 2012.
Eissler, Kurt R., The psychiatrist and the dying patient, New York: International Universities Press, 1955; dt. Der sterbende Patient. Zur Psychologie des Todes, Stuttgart / Bad Cannstatt: Frommann-Holzboog, 1978.
Elliott, Anthony, On the melancholia of new individualism, in: Lynn Chancer / John Andrews (Ed.), The unhappy divorce of sociology and psychoanalysis, Basingstoke: Palgrave Macmillan, 2014, 415–427.
England, Suzanne, Narrative therapy and elders with memory loss by Elizabeth Young: Narrative means to different ends, in: Clinical Social Work Journal 38 (2010), 203–206.
Evertz, Klaus, Bilder als Lebenszeichen – Kunsttherapie, in: Eberhard Aulbert et al. (Hrsg.), Lehrbuch der Palliativmedizin, Stuttgart: Schattauer, [3]2012, 1208–1230.
Feil, Naomi / Klerk-Rubin, Vicki de, Validation. Ein Weg zum Verständnis verwirrter alter Menschen, München: Reinhardt, [9]2010, [10]2013.
Fischer, Johannes, Zum Fürchten oder zum Hoffen? Die Wahrnehmung der Zukunft als Problem theologischer Ethik, in: ders. / Ulrich Gäbler (Hrsg.), Angst und Hoffnung. Grunderfahrungen des Menschen im Horizont von Religion und Theologie, Stuttgart: Kohlhammer, 1997, 123–147.
Frank, Arthur W., Asking the Right Question about Pain. Narrative and Phronesis, in: Literature and Medicine 23 (2004), 209–225.
Frank, Arthur W., Letting stories breathe, Chicago: University of Chicago Press, 2010.
Frank, Arthur W., The necessity and dangers of illness narratives, especially at the end of life, in: Yasmin Gunaratnam / David Oliviere (Hrsg.), Narrative and Stories in Health Care: Illness, Dying and Bereavement. Oxford: Oxford University Press, 2009, 161–175.
Frank, Arthur, Wounded Storyteller, Body, Illness & Ethics, Chicago / London: University of Chicago Press, [2]2013, 200 f.
Franz, Marie-Louise von, Traum und Tod. Was uns die Träume Sterbender sagen, München: Kösel, 1984.
Freud, Sigmund, Zeitgemäßes über Krieg und Tod, Gesammelte Werke, Bd. X, London: Imago, 1946, 325–355.
Fuchs, Thomas, Das Leibgedächtnis in der Demenz, in: Andreas Kruse, Hg., Lebensqualität bei Demenz. Zum gesellschaftlichen und individuellen Umgang mit einer Grenzsituation im Alter, Heidelberg: Akademische Verlagsgesellschaft, 2010, 231–242.
Gallagher, Shaun, How the Body Shapes the Mind, New York / Oxford: Clarendon Press, 2005.
Geiger, Arno, Der alte König in seinem Exil, München: Deutscher Taschenbuch Verlag, [6]2015.
Geiger, Arno, Der schmale Grat, in: Klara Obermüller, Hg., Es schneit in meinem Kopf. Erzählungen über Alzheimer und Demenz, München / Wien: Nagel & Kimche, 2006, 15–22.

Godoy-Benesch, Rahel Rivera, Kompass zur Altersbelletristik der Gegenwart. Trends, Analysen, Interpretationen, hrsg. von der Pro Senectute Bibliothek, Zürich: Pro Senectute Verlag, 2015.

Gülich, Elisabeth, Unbeschreibbarkeit. Rhetorischer Topos – Gattungsmerkmal – Formulierungsressource, in: Gesprächsforschung. Online-Zeitschrift zur verbalen Interaktion 6 (2005), 222–244.

Hartmann, Gert, Lebensdeutung. Theologie für die Seelsorge, Göttingen: Vandenhoeck & Ruprecht, 1993.

Hauschildt, Eberhard, Von einer Spiritual-Care-Darstellung für die Seelsorgetheologie lernen. Zum Buch von Erhard Weiher, in: Pastoraltheologie 104 (2015), 326–344.

Held, Christoph, Was „macht" Demenz mit den Menschen? Verändertes „Selbsterleben" bei Demenz und „Wesensveränderung" bei demenzkranken Menschen, in: Irene Bopp-Kistler, Hg., Demenz. Fakten, Geschichten, Perspektiven (Zürich: rüffer & rub, 2016), 110–122.

Hermann, Inger, Kommunikation mit Sterbenden: Symbolsprache – Zumutung oder Geschenk?, in: Susanne Kränzle et al. (Hrsg.), Palliative Care. Handbuch für Pflege und Begleitung, Heidelberg: Springer, ^{4}2011, 124–129.

Herrndorf, Wolfgang, Arbeit und Struktur, Berlin: Rowohlt, 2013.

Herrndorf, Wolfgang, Bilder deiner großen Liebe: Ein unvollendeter Roman, Berlin: Rowohlt, 2014.

Herrndorf, Wolfgang, Sand, Berlin: Rowohlt, 2011.

Herrndorf, Wolfgang, Tschick, Berlin: Rowohlt, 2010.

Hilde Domin, Exil, Gesammelte Gedichte, Frankfurt / M.: Fischer, 1987.

Höpflinger, François, Generativität im höheren Lebensalter. Generationensoziologische Überlegungen zu einem alten Thema, in: Zeitschrift für Gerontologie und Geriatrie 35 (2002), 328–334.

Hydén, Lars-Christer / Lindemann, Hilde / Brockmeier, Jens: Hg., Beyond loss. Dementia, identity, personhood, New York: Oxford University Press, 2014.

Hydén, Lars-Christer, Narrative collaboration and scaffolding in dementia, in: Journal of Aging Studies 25 (2011), 339–347.

Hydén, Lars-Christer, Storytelling in dementia. Embodiment as a resource, in: Dementia 12 / 3 (2013), 359–367.

Jaspers, Karl, Philosophie, zweites Buch: Existenzerhellung, Berlin / Göttingen / Heidelberg: Springer, ^{2}1948, 485.

Kalckreuth, Elftraud von, Auf dem Weg mit Sterbenden. Alles hat seine Zeit, Mainz: Matthias-Grünewald-Verlag, 2001.

Kellehear, Allan / Pogonet, Vadim / Mindruta-Stratan, Rodica / Gorelko, Victor, Deathbed visions from the Republic of Moldova. A content analysis of family observations, in: Omega 64:4 (2011–2012), 303–317.

Kitwood, Tom, Demenz. Der person-zentrierte Ansatz im Umgang mit verwirrten Menschen, Bern: Huber, ^{6}2013.

Kiworr, Karin, Bilder der Hoffnung im Angesicht des Todes. Ein Weg christlicher Sterbebegleitung, Mainz: Matthias-Grünewald-Verlag, 2005.

Klessmann, Michael, Sterbebegleitung, in: Thomas Klie / Martina Kumlehn / Ralph Kunz (Hrsg.), Praktische Theologie des Alterns, Berlin: de Gruyter, 2009, 385–407.

Kluge, Friedrich, Etymologisches Wörterbuch der deutschen Sprache, Berlin / New York: de Gruyter, ^{24}2002.

Knipping, Cornelia, Palliative Betreuung in den letzten Lebenstagen und -stunden, in: dies., Hg., Lehrbuch Palliative Care, Bern: Huber, [2]2007, 465–483.

Knoblauch, Hubert, Gelebte Allegorien. Symbol und Erfahrung in der Nähe des Todes, in: Gerhart von Graevenitz u. a. (Hrsg.), Die Unvermeidlichkeit der Bilder, Tübingen: Gunter Narr Verlag, 2001, 255–270.

Kohler, Eike, Mit Absicht rhetorisch. Seelsorge in der Gemeinschaft der Kirche, Göttingen: Vandehoeck & Ruprecht, 2006, 64–73.

Koller, Veronika, Metaphern in der Palliativversorgung und Sterbebegleitung, Leidfaden 2:3 (2013), 13–15.

Krämer, Sybille, Sagen und Zeigen. Sechs Perspektiven, in denen das Diskursive und das Ikonische in der Sprache konvergieren, in: Zeitschrift für Germanistik 3 (2003), 509–519.

Kristeva, Julia, Schwarze Sonne. Depression und Melancholie, Frankfurt a. M.: Brandes & Apsel, 2007.

Kruse, Andreas, Menschenbild und Menschenwürde als grundlegende Kategorien der Lebensqualität demenzkranker Menschen, in: Thomas Rentsch / Morris Vollmann, Hg., Gutes Leben im Alter. Die philosophischen Grundlagen, Stuttgart: Reclam, 2012, 233–251.

Kübler-Ross, Elisabeth, Das Rad des Lebens. Autobiographie, München: Delphi, 1997.

Kübler-Ross, Elisabeth, Interviews mit Sterbenden, München: Droemer Knaur, 2001.

Küchenhoff, Joachim / Wiegerling, Klaus, Leib und Körper, Göttingen: Vandenhoeck & Ruprecht, 2008.

Küchenhoff, Joachim, Sprachbilder und Bildersprache – Über die Berechtigung, von inneren Bildern zu sprechen. Psychoanalytische Reflexionen, in: Joachim Küchenhoff, Der Sinn im Nein und die Gabe des Gesprächs, Weilerswist: Velbrück, 2013, 171–180.

Lacan, Jacques, Das Ich in der Theorie Freuds und in der Technik der Psychoanalyse. Das Seminar Buch II, Olten: Walter-Verlag, 1980.

Lahn, Silke / Meister, Jan Christoph, Einführung in die Erzähltextanalyse, Stuttgart: Metzler, [3]2016, 79 f.

Lesch, Walter, Ich träume, also bin ich. Philosophische und theologische Annäherungen an Träume und Wünsche, in: ders., Übersetzungen. Grenzgänge zwischen philosophischer und theologischer Ethik, Freiburg i.Ü. / Freiburg i. Br. / Wien: Academic Press Fribourg / Herder, 2013, 257–272.

Luckmann, Thomas, Zum hermeneutischen Problem der Handlungswissenschaften, in: Manfred Fuhrmann, Hans Robert Jauß und Wolfhart Pannenberg, Hg., Text und Applikation (München: Fink, 1981), 513–523.

Lurker, Manfred, Wörterbuch der Symbolik, Stuttgart 1991.

M'Uzan, Michel de, Der Tod gesteht nie, in: ders., Identität und Tod. Psychoanalytische Essays zur Theorie der Klinik, Gießen: Psychosozial-Verlag, 2014.

M'Uzan, Michel de, Identität und Tod. Psychoanalytische Essays zur Theorie der Klinik, Gießen: Psychosozial-Verlag, 2014.

Maio, Giovanni, Den kranken Menschen verstehen. Für eine Medizin der Zuwendung, Freiburg im Breisgau: Herder, 2015.

Marshall , Mary / Allan, Kate, „Ich muss nach Hause". Ruhelos umhergehende Menschen mit einer Demenz verstehen, Bern: Huber, 2011

Matolycz, Esther, Fallverstehen in der Pflege alter Menschen, Wien: Springer, 2013, 33.

Matolycz, Esther, Kommunikation in der Pflege, Wien: Springer, 2009.

Mattingly, Cheryl, The Paradox of Hope. Journeys through a Clinical Borderland, Berkeley / Los Angeles / London: University of California Press, 2010.

Mauz, Andras / Peng-Keller, Simon, Hg., Sterbenarrative. Hermeneutische Erkundungen des Erzählens am / vom Lebensende. Berlin: Walter de Gruyter [in Vorbereitung].

Mitchell, Stephen, The treatment of choice, in: Susan Fairfield, Lynne Layton & Carolyn Stack (Ed.), Bringing the plague. Towards a postmodern psychoanalysis, New York: Other Press, 2002, 103–111.

Moers, Martin, Leibliche Kommunikation, in: Pflege & Gesellschaft 17 (2012).

Moser, Tilmann, Psychoanalyse und Tod. Ein teilweise autobiographischer Essay (http://tilmannmoser.de/site/neue_texte/psychoanalyse_und_tod.html; abgerufen am 1. 2. 2015).

Mühlegg-Weibel, Andrea, Hg., Demenz verstehen. Leitfaden für die Praxis, Wetzikon: Sonnweid, 2011.

Nassehi, Armin, Spiritualität. Ein soziologischer Versuch, in: Eckhard Frick / Traugott Roser (Hg.), Spiritualität und Medizin. Gemeinsame Sorge für den kranken Menschen, Stuttgart: Kohlhammer, ²2011, 35–44.

Norton, Janice, The treatment of the dying patient, in: Psychoanal Study Child 18 (1963), 541–560.

Nosek, Cheryl L. et al., End-of-Life Dreams and Visions. A Qualitative Perspective from Hospice Patients, in: American Journal of Hospice and Palliative Medicine 32 / 3 (2015), 269–274.

Nyíri, Kristóf, Bild und Gebet, in: Christoph Dohmen / Christoph Wagner (Hrsg.), Religion als Bild. Bild als Religion, Regensburg: Schnell und Steiner, 2012, 216–228.

Peng-Keller, Simon, Visionäres Erleben in Todesnähe. Wege des Verstehens und Perspektiven der Spiritual Care (in Vorbereitung).

Peng-Keller, Simon / Köster, Silvia / Rodenkirch, Rahel, Lebensend-Phänomene im Arbeitsfeld klinischer Seelsorge. Ergebnisse einer Fragebogenuntersuchung zu symbolischer Kommunikation und bildhaftem Erleben in Todesnähe (in Vorbereitung).

Peng-Keller, Simon, Imaginatives Erleben in Todesnähe. Ein Forschungs- und Diskussionsüberblick, in: Pierre Bühler, Simon Peng-Keller (Hrsg.), Bildhaftes Erleben in Todesnähe, Zürich: Theologischer Verlag Zürich, 2014, 30–43.

Petzold, Hilarion, Integrative Therapie – der Gestaltansatz in der Begleitung und psychotherapeutischen Betreuung sterbender Menschen, in: ders. / Spiegel-Rösing, Ina (Hrsg.), Die Begleitung Sterbender, Paderborn: Junfermann, 1984, 431–497.

Piaget, Jean, Sprechen und Denken des Kindes, Düsseldorf: Schwann, 1972.

Platon, Sämtliche Werke in zehn Bänden, hg. v. K. Hülser, Bd. IV, Frankfurt a. M. / Leipzig: Insel Verlag, 1991, 207.

Richter, Cornelia, Vertrauen und Resilienz als Performanzphänomene. Konsequenzen des aktuellen Diskurses für die Theologie, in: Philipp David u. a. (Hrsg.), Wagnis und Vertrauen. Denkimpulse zu Ehren von Horst-Martin Barnikol, Berlin: Lit, 2014, 253–268.

Ricœur, Paul, Der Text als Modell: hermeneutisches Verstehen, in: Walter L. Bühl, Hg., Verstehende Soziologie. Grundzüge und Entwicklungstendenzen, München: Nymphenburger, 1972, 252–283.

Ricœur, Paul, Die Interpretation. Ein Versuch über Freud, Frankfurt am Main: Suhrkamp, 2004.

Ricœur, Paul, Die lebendige Metapher, München: Fink, ²1991, ³2004.

Ricœur, Paul, Hermeneutik und Strukturalismus. Der Konflikt der Interpretation I, München: Kösel, 1973.

Ricœur, Paul, Hermeneutik und Psychoanalyse. Der Konflikt der Interpretation II, München: Kösel, 1974.
Ricœur, Paul, Interpretation Theory. Discourse and the Surplus of Meaning, Fort Worth: Texas Christian University Press, 1976.
Riedel, Ingrid, Formen. Kreis, Kreuz, Dreieck, Quadrat, Spirale, Stuttgart: Kreuz, 1985.
Rohde-Dachser, Christa, Todestrieb, Gottesvorstellungen und der Wunsch nach Unsterblichkeit in der Bi-Logik Matte Blancos. Eine psychoanalytische Studie, in: Psyche. Zeitschrift für Psycho-Analyse 63 (2009), 973–998.
Sachweh, Svenja, Spurenlesen im Sprachdschungel. Kommunikation und Verständigung mit demenzkranken Menschen, Bern: Huber, 2008.
Schäubli-Meyer, Ruth, Ich habe Alzheimer. Wie will ich noch leben – wie sterben? Zürich: Oesch Verlag, 2008.
Sigmund Freud, Die Traumdeutung, Frankfurt a. M.: Fischer, 2009.
Sigmund Freud, Zeitgemäßes über Krieg und Tod, Gesammelte Werke, Bd. X, London: Imago, 1946.
Sramek, Gunvor, Die Bedeutung von Symbolen in der „Sprache" demenzkranker Menschen, in: Marina Kojer und Martina Schmidl, Hg., Demenz und palliative Geriatrie in der Praxis. Heilsame Betreuung unheilbar demenzkranker Menschen, Wien: Springer, [2]2016, 19–25.
Stähli, Andreas, Antike philosophische ARS MORIENDI und ihre Gegenwart in der Hospizpraxis, Berlin: Lit, 2010.
Stanworth, Rachel, Recognizing spiritual needs in people who are dying, Oxford / New York: Oxford University Press, 2004.
Stichweh, Rudolf, Wissenschaft, Universität, Professionen. Soziologische Analysen, Frankfurt a. M.: Suhrkamp, 1994.
Stoellger, Philipp, Metapher und Lebenswelt. Hans Blumenbergs Metaphorologie als Lebenswelthermeneutik und ihr religionsphänomenologischer Horizont, Tübingen: Mohr Siebeck, 2000.
Straker, Norman (Ed.), Facing cancer and the fear of dying, Maryland: Jason Aronson, 2014.
Taylor, Charles, Ein säkulares Zeitalter, Frankfurt a. M.: Suhrkamp, 2009.
Taylor, Richard, Alzheimer und Ich. Leben mit Dr. Alzheimer im Kopf, Bern: Huber, 2008.
Theunissen, Michael, Negative Theologie der Zeit, Frankfurt a. M.: Suhrkamp, 1991.
Tietz, Udo, Die Grenzen des Wir. Eine Theorie der Gemeinschaft, Frankfurt a. M.: Suhrkamp, 2002.
Tony Walter, The revival of death, London / New York: Routledge, 1994.
Vogel, Ralf T., Der Tod in der Psychotherapie, Münster: Verlagshaus Monsenstein und Vannerdat, 2007.
Volavková, Hana (Ed.), I Never Saw Another Butterfly: Children's Drawings and Poems from Terezin Concentration Camp 1942–1944, New York: Schocken Books, [2]1994.
Vollmann, Morris, Hg., Gutes Leben im Alter. Die philosophischen Grundlagen, Stuttgart: Reclam, 2012, 233–251.
Wahl, Heribert, Symbolische Erfahrung: umgestaltete Beziehungserfahrung, in: Wege zum Menschen 51 (1999), 447–462.
Watzlawick, Paul, Vom Unsinn des Sinns und vom Sinn des Unsinns, München: Piper, 1995.
Weber, Bettina, Sterbebegleitung für ein Kind (Tagesanzeiger 25.10.2013).
Weiher, Erhard, Das Geheimnis des Lebens berühren. Spiritualität bei Krankheit, Sterben, Tod. Eine Grammatik für Helfende, Stuttgart: Kohlhammer, [4]2014.

Wenzel, Horst, Hören und Sehen. Schrift und Bild. Kultur und Gedächtnis im Mittelalter, München: Beck, 1995.
Williams, John, Stoner, New York: Viking Press, 1965.
Wolf, Christa, Kassandra, Darmstadt: Luchterhand, 1983.
Wulf, Christoph, Anthropologie – Geschichte – Kultur – Philosophie, Reinbek: Rowohlt Taschenbuch Verlag, 2004.

Sachregister

Personenregister

www.ingramcontent.com/pod-product-compliance
Lightning Source LLC
LaVergne TN
LVHW010546300926
849162LV00002B/244